U0129589

探秘中药系列

中国药学会　中国食品药品检定研究院　中国健康传媒集团

组 织 编 写

探秘党参

总主编　马双成

主　编　连云岚　胡芳弟

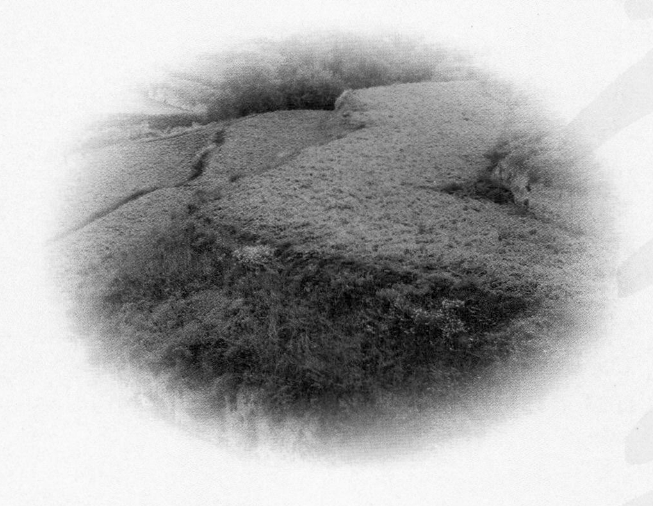

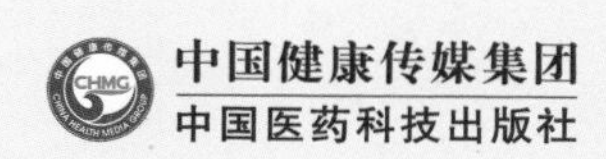

内 容 提 要

党参具有悠久的药用历史。本书为"探秘中药系列"之一，由中国药学会、中国食品药品检定研究院、中国健康传媒集团组织编写，内容实用，语言通俗。全书分为党参之源、党参之品、党参之用三部分，全面介绍了党参的历史渊源、质量保障、合理使用等知识，并附有相关内容的视频二维码，方便读者更深入详细地了解党参。本书既可为临床用药提供参考，也可作为公众了解中药知识的科普读物。

图书在版编目（CIP）数据

探秘党参 / 连云岚，胡芳弟主编 . —北京：中国医药科技出版社，2023.12

（探秘中药系列）

ISBN 978-7-5214-4145-1

Ⅰ . ①探… Ⅱ . ①连… ②胡… Ⅲ . ①党参—普及读物 Ⅳ . ① R282.71-49

中国国家版本馆 CIP 数据核字（2023）第 172363 号

美术编辑 陈君杞

版式设计 也 在

出版 **中国健康传媒集团** | 中国医药科技出版社

地址 北京市海淀区文慧园北路甲 22 号

邮编 100082

电话 发行：010-62227427 邮购：010-62236938

网址 www.cmstp.com

规格 889 × 1194 mm $^1/_{32}$

印张 6 $^1/_2$

字数 135 千字

版次 2023 年 12 月第 1 版

印次 2023 年 12 月第 1 次印刷

印刷 北京侨友印刷有限公司

经销 全国各地新华书店

书号 ISBN 978-7-5214-4145-1

定价 39.00 元

获取新书信息、投稿、为图书纠错，请扫码联系我们。

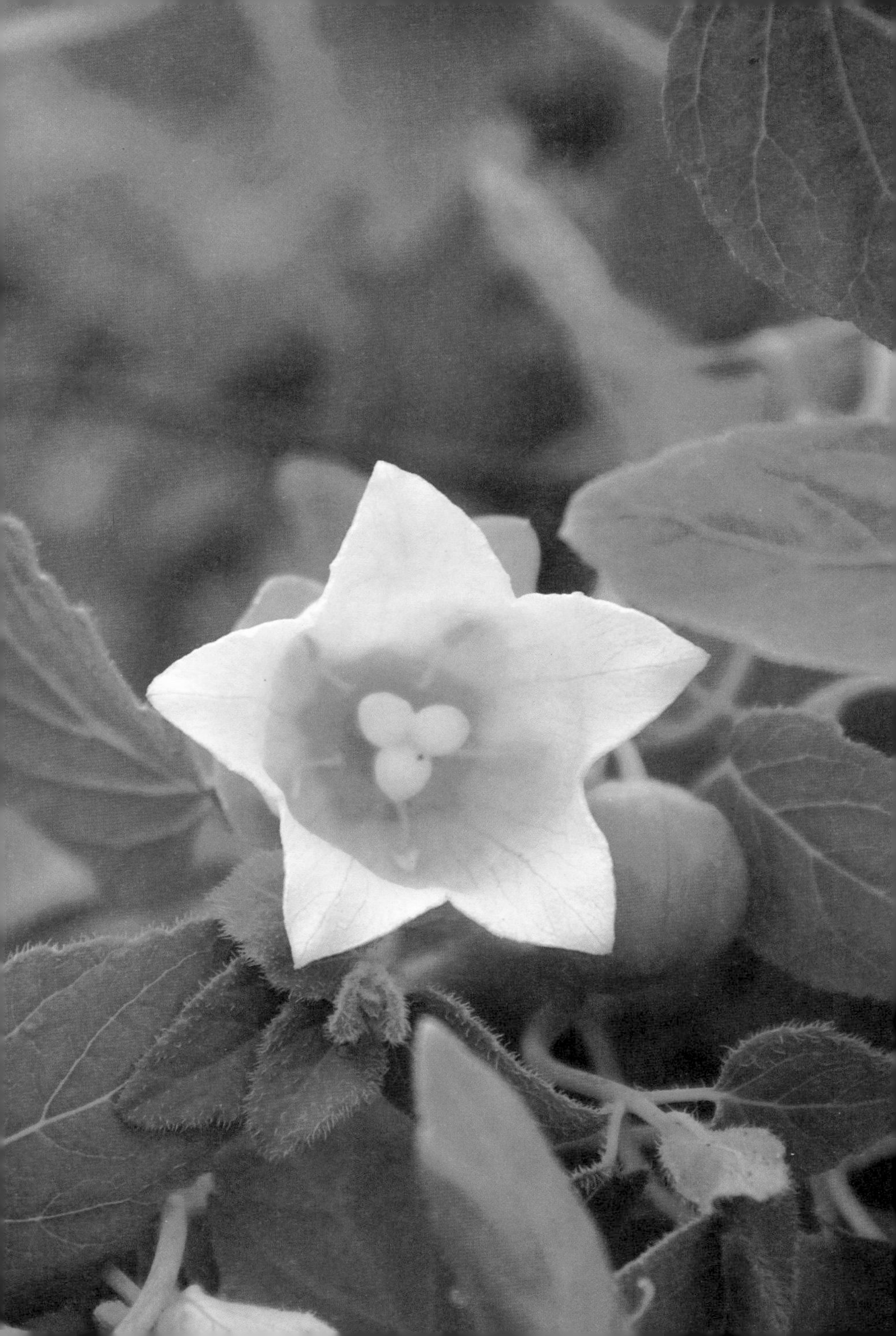

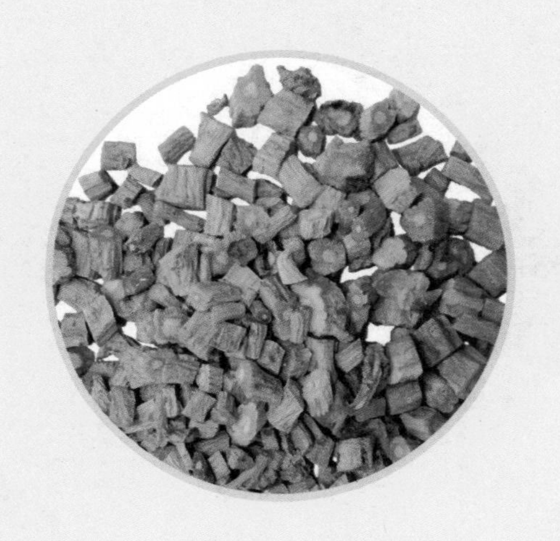

丛书编委会

本书编委会

总主编简介

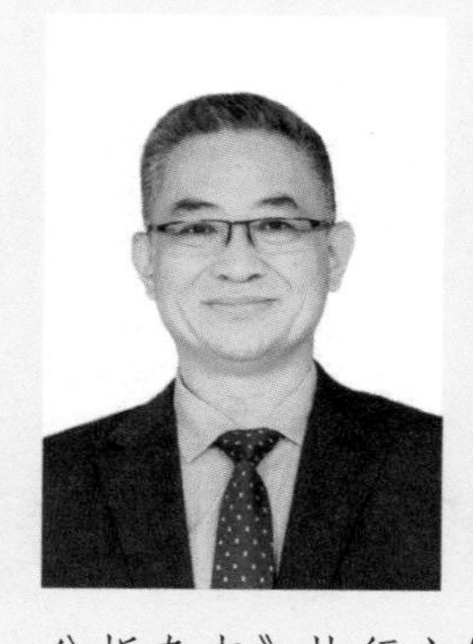

马双成，博士，研究员，博士研究生导师，享受国务院政府特殊津贴专家。现任中国食品药品检定研究院中药民族药检定所所长、中药民族药检定首席专家，世界卫生组织（WHO）传统医药合作中心主任，国家药品监督管理局中药质量研究与评价重点实验室主任，《药物分析杂志》执行主编，科技部重点领域创新团队“中药质量与安全标准研究创新团队”负责人。先后主持“重大新药创制”专项、国家科技支撑计划、国家自然科学基金等30余项科研课题的研究工作。发表学术论文380余篇，其中SCI论文100余篇；主编著作17部，参编著作16部。2009年获中国药学发展奖杰出青年学者奖（中药）；2012年获中国药学发展奖食品药品质量检测技术奖突出成就奖；2013年获第十四届吴阶平医学研究奖-保罗·杨森药学研究奖；2014年入选“国家百千万人才工程”，并被授予“有突出贡献中青年专家”荣誉称号；2016年入选第二批国家“万人计划”科技创新领军人才人选名单；2019年获第四届中国药学会-以岭生物医药创新奖；2020年获“中国药学会最美科技工作者”荣誉称号。

主编简介

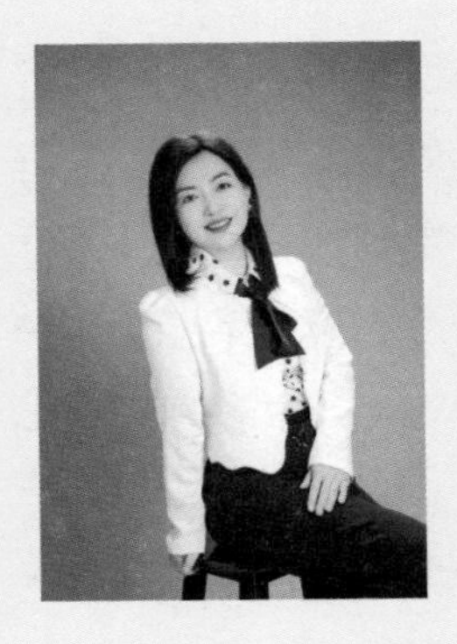

连云岚，山西省检验检测中心药品检验技术研究所中药室副主任，主任药师，首批国家中药特色技术传承人，中国中药协会中药质量与安全专业委员会委员，食品药品安全防控山西省重点实验室中药方向学科带头人。中药保护品种审评专家，山西省药品审评专家、GMP检察员，山西中医药大学硕士生导师，山西大学、山西卫生健康职业学院校外兼职教授。

曾参与多项省部级科研课题，获山西省科学技术厅科技进步二等奖2项、三等奖1项、专利2项。工作期间共发表论文30余篇（其中SCI 3篇）；参与编写《矿物药检测技术与质量控制》《山西省中药材中药饮片标准》（第一册）、《新编中国药材学》（第八卷）等专著。

主编简介

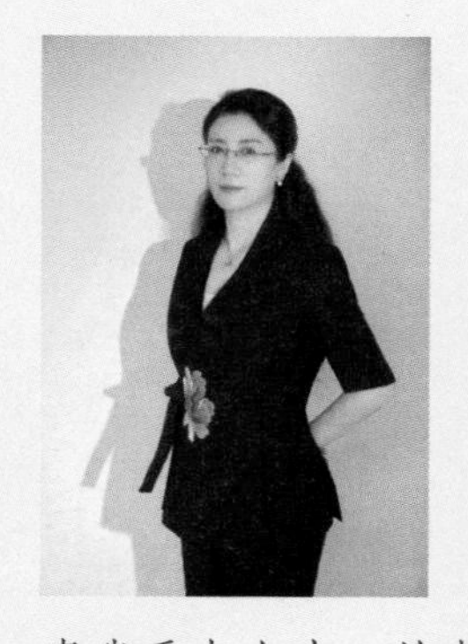

胡芳弟，兰州大学药学院二级教授，博士生导师，药物分析与天然药物化学双学科带头人。甘肃省党参研究院院长，甘肃省党参产业工程研究中心主任，甘肃省药食同源产业联盟理事长，国家重点研发计划首席科学家，享受国务院政府特殊津贴专家，甘肃省领军人才，甘肃省重点人才，甘肃省“飞天学者”。兼任中国中西医结合学会中药专业委员会常务理事，甘肃省中医药学会药食同源专业委员会主任委员、甘肃省药学会中药饮片质量保障专业委员会主任委员等职务。主要致力于甘肃大宗道地药材产业关键技术研究及产品开发。完成科研项目30余项，发表学术论文150余篇，其中SCI论文100余篇；授权国家发明专利17件；出版专著2部；制定省级标准及行业标准17项；主编教材2部；获得甘肃省科技进步奖5项，甘肃省专利奖2项，甘肃省皇甫谧医药科技奖4项。

前 言

科技创新、科学普及是实现创新发展的两翼，要把科学普及放在与科技创新同等重要的位置。中医药是中华文明的瑰宝，凝聚着中华民族的博大智慧。随着人们生活水平的不断提高，中医药已不只是在防病、治病中发挥作用，中医药的养生健康、“治未病”理念也逐渐融入人们的日常生活中。因此，增强中药安全用药的意识，形成良好的用药习惯，是非常重要，也是非常必要的。

近年来，为继承和发扬中医药文化，宣传和普及中药的合理用药常识，中国食品药品检定研究院联合组织中药学领域专家开展了“探秘中药系列”的编写工作。这套科普书籍以“药食同源”中药为主，每种中药单独成册，从中药的源、品、用三个层面全面介绍中药的历史渊源、质量保障、合理使用等知识，同时将反映药材的采收、加工、炮制等相关视频资料通过二维码的方式呈现，让读者更加直观和深入地了解每种中药。

在中国健康传媒集团中国医药科技出版社的大力支持下，

本次共出版10册，内容涉及黄芪、党参、莲子等10种公众关注度较高且常用的中药材，以期为相关专业的基层医务人员、监管人员和检验人员提供专业参考，也希望“探秘中药系列”可以成为公众健康生活、快乐生活的“好帮手”。

2023年8月

编写说明

《探秘党参》在系统整理古代本草、医书、方志和类书文献记载，以及全面收集现今相关产业、资源数据资料的基础上，围绕党参的道地性、规范种植、采收、加工、炮制、贮藏和功效作用及临床应用等，多层次诠释党参的科学内涵，以方便大众对养身珍草——党参的全面了解。

探秘党参首先从党参发现的年代开始，从文人墨客的诗书中挖掘文化内涵。苏轼的《紫团参寄王定国》中描述“东坡犹故目，北药致遗秉”，“北药”即生自太行山系上党郡的贡品紫团参，受到了东坡的青睐，赞曰，“为子置齿颊，岂不贤酒茗”。在东坡心中比美酒香茗更好的选择究竟是不是人参如今已不可考，但是本书的主角党参原产于上党郡，根形如参，且以产地为名。

党参是常用的补气药，其功效及主治与人参相似，在不寒不热证中应用最多。《中华人民共和国药典》中六君子丸、香砂六君子丸、八珍颗粒等成药均以党参为君药。在《中国药膳大辞典》收载的86种药膳食疗常用中药中，党参是16种补气要药之一，记载使用频次为188次。截至2023年9月，国家药品监督管理局已批准的以党参为主要原料的国产保健食品有200种，含党参的化妆品有641种。上述数据说明党参产业已形成完整的产业链，并已具备广泛的产业带动作用，具有较强的市场价值、较高的科技价值以及较大的临床应用价值，是当之无愧的中药材大品种之一。

在党参产业高质量发展的过程中，加强中药基本常识科普是必不可少的环节。党参资深研究专家以及业内著名专家共同编撰了《探秘党参》一书，从“党参之源”“党参之品”和“党参之用”三个方面描绘党参的全景。本书是在中国食品药品检定研究院老师的指导下，由山西省检验检测中心药品检验技术研究所、兰州市药品检验所、兰州大学药学院及山西医科大学药学院等几家单位共同努力完成，各单位从各自擅长的领域对党参的“前世今生”进行了不同角度的阐述，在此向付出辛勤劳动的老师们致以深切的感谢！本书能帮助读者深入了解党参的故事，探索党参养生的奥秘，发现党参珍草的神奇！书中不足之处在所难免，欢迎广大读者批评指正。

编者

2023年8月

目录

第一章 党参之源

第二章 党参之品

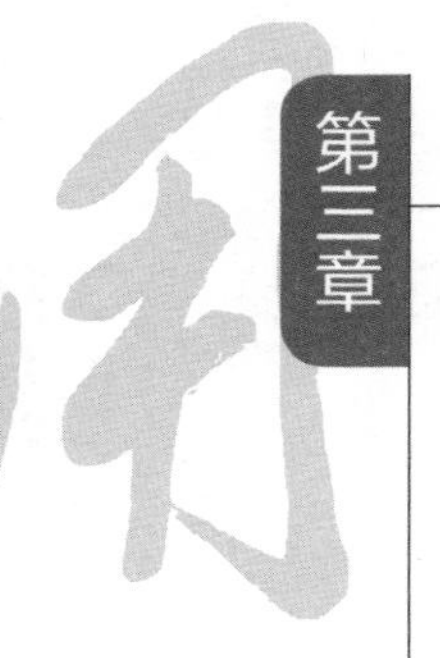

第三章 党参之用

第一章 党参之源

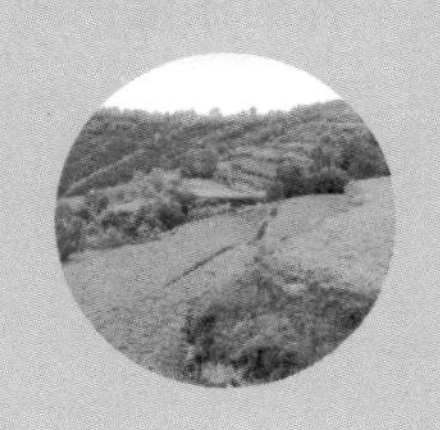

党参是常用的传统补益中药，为桔梗科植物党参 *Codonopsis pilosula*（Franch.）Nannf.、素花党参 *Codonopsis pilosula* Nannf.var.*modesta*（Nannf.）L.T.Shen 或川党参 *Codonopsis tangshen* Oliv 的干燥根。党参味甘，性平，既补气又补血，有点像人参和三七的结合，功效与人参相似，唯药力薄弱。党参宜用于治疗平素倦怠乏力、精神不振、语音低沉、自觉气短、稍一活动就喘促的肺气虚弱者。若脾胃气虚者，症见四肢无力、食欲不振、大便稀溏，也宜使用党参。党参补气兼能养血，所以气血两虚之气短心悸、疲倦乏力、面色苍白、头昏眼花、胃口不好、大便稀软、容易感冒者，也宜服用党参。近年来还发现，党参与黄芪、白术配合可使慢性肾炎患者的尿蛋白减少。党参具有补中益气、健脾益肺的功效，且药力和缓，久用可延年益寿，药用价值颇高。

第一节
党参的民间传说

一、仙女托梦救张郎，有情人喜结连理

古时候，山里有一个贫苦的青年，名叫张郎，和父亲相依为命。一天，张郎的父亲得了重病，就到当地“济世堂”赊了几付药，不想病未见好转。要强的张郎不愿再赊账抓药，在一位老中医的指点下，他决定自己上山去找党参为父亲治病。

张郎背着背篓和挖锄，在山里四处寻找，但到处是峭壁陡岩，且冷风嗖嗖，大雾漫漫。张郎又累又饿，终于倒在了一个岩洞里。模模糊糊中，他觉得自己好像是睡在花瓣铺的床上，软软和和的，面前还站着个年轻姑娘。只见她面目俊秀，身材苗条，十分动人。姑娘问他到这里来干什么。张郎叙说了自己的苦处以后，姑娘告诉他：“前面夹槽里有一大棵党参，你把它挖去栽在自己园里，再掐一片叶，给你父亲煎水喝，病就会好。”张郎醒来发现原来是一场梦。这时候，天已亮了。他爬过悬崖，来到夹槽，果然发现了一棵党参。张郎小心地挖了出来，竟有一尺多长，且已成了人形，有胳膊有腿，模样儿好生可爱。他双手连土捧起，理顺党参的藤秧，

慢慢地放进背篓，一气背回了家。回到家里，他把党参栽到菜园里，搭好藤架，然后掐了一片党参叶给老爹煎水喝，老爹的病竟一下子就好了。

此后，张郎天天给党参浇水，经常培土锄草，看得比什么都珍贵。有一天，党参架下走出了梦中的姑娘，与张郎结成了夫妻，过起了幸福的生活。

二、二仙老童心未泯，上党郡偶得党参

传说吕洞宾和铁拐李两位神仙从中原来到太行山云游，看见四周犹如仙境一般，赞叹不已。当他们走到平顺地界时，忽然看见一头山猪在山坡上的土里乱拱。二仙童心未泯，想看个究竟。只见山猪拱过的地方，黑土疏松，油光发亮，土里长着一种根粗须长、苗似豆秧的植物。铁拐李把根放在口中一尝，气味甜，于是边嚼边跟着吕洞宾赶路。走过了一程又一程，吕洞宾气喘吁吁，回头再看铁拐李，却神情如常，紧紧跟随，十分诧异。途中，他们遇见一樵夫，樵夫说："这是一种神草，可增人气力。"传说，古时上党郡有户人家，每晚都隐约听到人的呼叫声，但每次出门看望，都不见其人。在一个深夜，主人随声寻觅，终于在离家一里多远的地方，发现一株不平常的、形体和人一样的植物。此物因出在上党郡，所以叫"上党参"，简称党参。

三、曹刿党参炖牛肉，战场气势滚如潮

春秋时期，齐国攻打鲁国，鲁庄公与大臣们被吓得六神无主，想找说客去齐国求和。曹刿求见鲁庄公，并说道："养军千日，用兵一时，将士为保卫国家疆土而死，是最荣耀的事情。只要全国人民团结起来，一定能打败敌军。"

鲁庄公便任命曹刿为大将军，同时给齐国下了战书，要与齐国在长勺决一胜负。曹刿一边排兵布阵，一边让军中做饭的伙夫用大量党参炖牛肉给将士们吃。庄公不解地问："以往我们军队出兵，都是只吃肉，不吃党参，如今这是为何呢？"曹刿不语，直接叫来一个士兵问道："我们为何而战？"士兵昂首挺胸地回答道："保家卫国！"声音铿锵有力。曹刿问鲁庄公："你觉得将士回答的声音怎么样？"鲁庄公说："很有力量！"于是，鲁庄公要求每位参战人员在上阵前，都必须喝一碗党参汤。

长勺之战，两军对垒，杀气腾腾。只见齐国第一通战鼓响起，将士们便喊杀着奔向了鲁国军队。鲁庄公让鼓手擂鼓出战，却被曹刿阻止，待齐国战鼓再次响起时，曹刿依然不让鼓手擂战鼓。齐国将士愕然："怎么不见鲁国出战？"当齐国第三通战鼓响起之后，曹刿终于让鼓手擂鼓出战。鲁国将士杀声阵阵，气势如滚滚潮水，杀得齐国将士纷纷丢盔弃甲，狼狈出逃。最后，齐国归还了占领的鲁国领土，不敢再来侵犯。

曹刿对鲁庄公说："打仗必须要振作精神，擂鼓就是让将士鼓起劲儿去战斗。长时间部队奔袭，将士很容易没力气，在战前让每位将士喝党参汤，是为了让将士精气神十足。将士在打仗时，听到第一通鼓的劲儿最足，第二通鼓就削弱了，第三通鼓士气竭尽。这就是敌人打鼓奔来，而我们不应鼓的原因。当敌人击了三鼓，士气竭尽时，我们才击一战鼓，我方将士士气最足，最终打败敌人。"

四、五姑娘寻医问药，"懒病"党参来"续命"

传说在古代一个村落，村民们都得了一种病，浑身无力、不想干活，人们叫其"懒病"。全村没有人去耕种，眼看着就要错过耕种的时间了，村里仍是一片死气沉沉。村中有一户人家，家有五个姑娘，她们跑到深山中，寻得了一位白胡子老神仙，也就是老药公，向其描述了村中的现状，讨教救治办法。老药公给了她们一包药，让回去给村中人熬着喝。全村人喝完以后，浑身是劲儿，把庄稼全部都种上了，村子又恢复了生机盎然的景象。人们感叹药物神奇的功效，把其叫作"续命草"。这位老药公给五个姑娘的药正是我们现在所说的党参，民间有"嚼棵党参壮如牛"的说法。

第二节 党参名称的由来

一、党参命名

党参是植物党参和中药材党参的统称。历史上，党参有许多名称，如防风党参（出自《本草从新》）、黄参、上党参（出自《百草镜》）、狮头参（出自《翁有良辨误》）、中灵草（出自《青海药材》）等。这些名称或取其产地，或取其性状特点，或取其功效。

（一）产地为名

党参之名始载于清代吴仪洛所著《本草从新》。《中药材品种论述》曰："因原产于上党郡（今山西长治地区），而根形如参，故名。"古之上党郡，在隋朝改为潞州，明嘉靖八年升为潞安府，故又有"潞党参"之名。产于五台山的，称为"台党"。

（二）性状为名

《本草从新》中亦提及"防风党参"，且在《本草纲目拾遗》有"防风党参"条目，云："皮色黄而横纹，有类乎防风，故名防党。江南徽州等处呼为狮头参，因芦头大而圆凸也。"

（三）功效为名

《青海药材》记载："土名：中灵草。"《中国高等植物图鉴》中又称仙草根，"根"指其药用部位，"仙"是古代道家所追求的一种人生境界，"仙草"提示党参补脾益肺，补养气血，久服轻生延年。

二、党参与人参

上党之地也是古代人参的产地，如东汉时期《说文解字》云："人蓡，药草，出上党。"南北朝时期的医家陶弘景在《本草经集注》指出人参"生上党山谷及辽东"。唐代太行山系紫团山产的紫团参是上党郡上贡的贡品，如《新唐书》载："潞州上党郡大都督府土贡赀、布、人参、石蜜、墨。"到了宋代，紫团参仍风靡全国，上党人参一度称为皇室贡品。

关于"上党人参"之名，古代本草文献以及方志中早有记载，而"党参"则是在"上党人参"消失后才开始被记载的。由于清代时上党地区人参已经绝迹，而党参又在这一时期开始出现在本草文献记载中，且二者均产于上党地区，很多人便认为上党古之人参即为今之党参。亦有人以为上党人参为五加科人参，上党不产人参，自古所出即为桔梗科党参。从20世纪以来，一些学者就"上党人参"与"党参"之名的考证，争论不休，主要有以下几个观点。

观点一：上党人参是真的五加科人参

人参始见于《神农本草经》。此书为我国现存最早的药物学专著，成书年代大约介于汉武帝太初元年至东汉时期，书中并未提及产地、植物形态和生药。梁朝陶弘景《本草经集注》对上党人参地上的茎叶部分记载为："人参生一茎直上，四五叶相对生，花紫色。高丽人作人参赞曰：三椏五叶，背阳向阴。欲来求我，树相寻（人参条下）。""人参生一茎直上，四五叶相对生"与高丽人参"三椏五叶"同为五加科人参的主要特征，但是"花紫色"有所悖，经黄胜白等考证，《本草经集注》所载为"今人所谓的轮叶沙参"。"世方用此，乃名荠苨。今别有荠苨，能解药毒，所谓乱人参者便是也，非此桔梗，而叶甚相似。但荠苨叶下光明，滑泽，无毛为异，叶生又不如人参相对尔。（桔梗条下）。""茎似人参而长大。根甚黑，亦微香（玄参条下）。""根茎都似人参，而叶小异，根味甜绝，能杀毒（荠苨条下）。"以上《本草经集注》中对根的形态记载与人参相似，但是后世证实其地上部分茎叶区别明显，无需争议。

唐朝《新修本草》（又称《唐本草》）孔志约序中揭示了《本草经集注》的撰写背景及局限性。梁朝偏于江南，南北暌隔。陶弘景一生之足迹，大都集中在今天的江浙和安徽一带，终生未履北土，后世对于陶弘景的评价为"不详北药""不识北方物事"。当时医药尚未分开，药物多采自野外，医者对药物的形态认识并不清楚。《本草经集注》中"陶注"的内容主要源自于家学、前人和当时药学著作、陶氏亲眼所见和问疑"市人"，故对药材的真伪好恶、药性如何是不能确认的。由于战乱“文籍焚靡，千不遗一”，可供参考的文献不足。虽南北互派使臣主持互市，但药物流通不畅，北药难得，更不必说亲眼看见人参植物全株。《吴普本草》中记载了人参植物的形态，但据孙娟娟等考证，书中所述既非五加科人参，也非桔梗科党参，而是五加科的刺人参。

总而言之，部分学者认为上党古产人参为五加科真人参，与桔梗科党参非同一科属。二者不仅地上植物形态不同，地下根部外形也不同。

观点二：党参是上党人参的替代品

明代太行山人参极其珍贵，市场需求大，人们肆意采挖，致使上党人参濒临灭绝，长白山区才继而成为人参的主要产地。而到了清代，上党地区形似人参的党参逐渐受到人们的关注，成为人参的替代品，党参健脾益肺、生津养血的功效逐渐被后世医家所认可。直至《本草从新》列出党参之名，其后赵学敏《本草纲目拾遗》、黄宫绣《本草求真》、吴其浚《植物名实图考》才专有党参之条，并沿用至今。

民国时期，张山雷、谢观、曹炳章、张锡纯等著名医家不但在临床上善于应用五加科人参，而且认为古之人参即今之党参。张山雷先生曾说道：“详稽唐宋以后本草及方药，则皆曰人参，而孰为人参，孰为高丽参，孰为党参，在有识者可以心领神悟而分别之。”而《本草正义》中也指出：“凡古今成方之所用人参，无不可以潞党参当之，即凡百证治之应用人参者，亦无不可以潞党参投之。”对党参的药用价值给予了极大的肯定。

现代提出党参即为上党人参的论点的主要代表是袁俊贤先生。其自述从 2000 年开始研究人参，于 2015 年著《人参本草考证和中药检验研究》一书。其认为陶弘景《本草经集注》中所写人参为党参，且认为上党人参实则是党参。为此，宋承吉先生从 2015 年至 2018 年连续发文反驳，孙文采先生也著专文痛斥袁先生否认上党人参为真人参的错误认识，并认为其为诡异谬说，争议激烈。其实袁氏的观点也并非原创，而是源于古时谢观认为人参为桔梗科党参一说。除袁俊贤外，潘激扬在 2017 年发文《健脾益肺的“上党人参”》，文中称“党参”一名即是从“上党人参”简化而来，认为上党人参与党参为同一物。

观点三：上党人参为党参，百济人参为五加科人参

关于药用部分，陶弘景除了在荠苨条下说荠苨根似人参外，在人参条下分别对上党人参、百济人参和高丽人参的药用部分作了较为详尽的记载：“上党郡在冀州西南。今魏国所献即是，形长而黄，状如防风，多润实而甘。”百济人参“形细而坚白，气味薄于上党”，高丽人参“形大而虚软，不及百济”。百济臣属高丽，高丽所献，兼有两种。三者均为献品，不可能是伪品，故探讨上党人参药材形态应以陶注为准。之所以用防风类比上党人参，是因为防风“唯实而脂润”，与上党人参“润实而甘”近似，且防风“头节坚如蚯蚓头者为好”，与党参根头下致密环状横纹形似。《植物名实图考》记载野生党

参“根有白汁”“有汁味甜”，故陶氏对上党人参地下部分的描述应为桔梗科党参。百济人参“形细而坚白”，颇似五加科人参，且“气味薄于上党”，更说明上党人参与百济人参科属不一。野生党参的生药皮上存有横纹，与野山参相似，故二者容易混淆，以致古人误以为桔梗科党参与五加科人参为一药。

观点四：桔梗科党参是五加科人参灭绝之后的替代品

亦有观点认为，《神农本草经》与《名医别录》所载之“人参”既包含有五加科人参又包括桔梗科党参。从产地分布来看，二者均出自上党地区；从植物形态辨别来看，《吴普本草》所载人参“叶小锐”“茎有毛”两个特点系桔梗科党参的形态特点；从药物功效分析来看，二者同为补气药，人参大补元气，救逆固脱，药力强久，宜于危重气脱之证，党参作用和缓，补益肺脾，用于非危重急病之候。《名医别录》载人参“主治肠胃中冷，心腹鼓痛，胸胁逆满，霍乱吐逆，调中，止消渴，通血脉，破坚积”等病证，桔梗科党参亦可用之。因此提出，在古代五加科人参与桔梗科党参长期混用，直至上党人参灭绝方有党参之名。

《人参的研究》认为：“我国古代所使用的人参相当混杂，它是以五加科真人参为主体的含有多种药用植物在内的‘人参群’。在这个类群中，以桔梗科植物居多。”丛佩远认为，中国历史文献中的人参不仅指东北人参，还包含有党参等其他参类在内。朱孝轩等认为，古时的党参、人参统称为“人参”，至东汉始分。张锡纯言：“凡党参之通体横纹（若胡莱菔之纹）皆野生之参。”由于野生党参形态与野生之人参形状貌似，时人误以二者为一。

两汉魏晋之时一名多药的现象非常普遍，并非上党“五加科人参灭绝”之后，桔梗科党参才应运而生，更非清时始有记载，二者本来就混杂而用。在上党地区五加科人参消失之后，桔梗科党参沿用了“上党人参”的名字。隋以前就认为人参主要产于上党，于是便在人参之前冠以“上党”，以示道地。东汉嘉平二年解注瓶上有朱书的“上党人参”。《本草经集注》《肘后备急方》等也都有“上党人参”的记载。党参之称最早见于明代王肯堂《肯堂医论》（1602 年）卷下的治难产方，云系源自北宋“薛仲昂集中”，然“未见原书”。1708 年左右成书的《古夫于亭杂录》卷四也列有“党参”条目。至清乾隆年间，吴仪洛著《本草从新》（1757 年）在“防风党参”条下记载了党参性味、功效，自此党参之名正式载入本草文献。唐改上党为潞州，故又有“潞党参”之称。清《本草害利》（1862 年）中已有“潞党参”之名，1872 年药肆中已有“潞党参膏”出售，潞党参之称也渐为医家所常用。

叶明柱认为，在经历了漫长的临床实践后，上党所产五加科人参已不可得，而东北人参广为运用，二者功效主治不同，故将桔梗科党参从人参中独立列出，五加科人参继续使用人参之称，此为时代的一大进步。但与此同时，也留下了后遗症，使得一些学者误认为党参之应用始于《本草从新》。

观点五：临床所用，多为桔梗科党参，而非五加科人参

《神农本草经》未载人参形态，只载其功效，“主补五脏，安精神，定魂魄，止惊悸，除邪气，明目，开心益智。久服，轻身延年”。后之学者从功效推论，认为其所载系五加科人参。然《名医别录》中记载人参“主治肠胃中冷，心腹鼓痛，胸胁逆满，霍乱吐逆，调中，止消渴，通血脉，破坚积，令人不忘”，与《神农本草经》中并不一致。张锡纯认为：“观其所著《名医别录》，以补《神农本草经》所未备，谓人参能疗肠胃中冷，已不遵《神农本草经》。”

目前，大多数学者倾向于张仲景所用系桔梗科党参。原因如下：①张仲景所著《伤寒论·序》中并未提及《神农本草经》。②仲景意用人参顾护脾胃之气。柯梦笔认为仲景在人参的配伍使用中，处处顾护胃气。《本草从新》称党参“补中益气，和脾胃，除烦渴”，与张氏诸方之用人参相近，则将仲景所用视作今之党参似无不当。③陈丽平等人在分析了《伤寒论》所用“人参”后，发现“只有治疗少阳病兼证，取小柴胡汤、桂枝汤之半剂量合成时用的是 1.5 两，其余均为 2~3 两”。如果以五加科人参入药，用量太大，补益力度太强，而如果是桔梗科党参则合乎情理。④张锡纯从性味方面予以考证，发现《神农本草经》所载人参味甘，而现今党参味甘，辽人参则甘而微苦，因此认为古时人参就是党参。⑤晋代葛洪所著《肘后备急方》，将人参作为 25 种“常备药”，且在序言中称书中所用药物“率多易得之药；其不获已须买之者，

亦皆贱价草石，所在皆有”。葛洪早年在江苏南部茅山，晚年隐居于罗浮山，陶弘景也曾于茅山修道。在南方，五加科属人参并非易得贱价之药，因此书中所载人参，当非出自北方深山、百济高丽的五加科人参，而是以桔梗科党参为主。袁冰等对比《小品方》与仲景方发现,《小品方》之人参处方多用于治疗呕吐、泻痢等脾胃疾患，且《小品方》序言称：“以备居家野间无师术处，临急便可即用也。”故该书方中所用人参不可能是难得昂贵之野山参，而应为价廉易得之野党参。故汉魏两晋南北朝时临床所用的人参多系桔梗科党参，而非五加科人参。⑥后世医家在运用仲景诸方时，多以桔梗科党参为主。朱勇等认为：“至于现代将茯苓四逆汤与四逆加人参汤等方的‘人参’改为五加科人参，则更能提高临床疗效，但这毕竟是后世发展使用的另一个方面，切不可混为一谈。”

第三节
党参的价值

一、党参药用价值

党参的药用价值多有记载。清代吴怡洛《本草从新》首载党参，“(党参)补中益气，和脾胃，除烦渴。中气微弱，用以调补，甚为平妥”。清代张德裕《本草正义》记载：“(党参)力能补脾养胃，润肺生津，健运中气，本与人参不甚相远。其尤可贵者，则健脾运而不燥，滋胃阴而不湿，润肺而不犯寒凉，养血而不偏滋腻，鼓舞清阳，振动中气，而无刚燥之弊……且较诸辽参之力量厚重而少偏于阴柔，高丽参之气味雄壮而微嫌于刚烈者，尤为得中和之正。宜乎五脏交受其养，而无往不宜也。特力量较为薄弱，不能恃久……故凡古今成方之所用人参，无不可以潞党参投之。”

党参作为常用补气药，历来被列为上品，其药力和缓，滋补肺脾，久用可延年益寿，虽大补元气之力不及人参，但是目前临床中可在多个经典方剂中代替人参使用，起到补益肺脾、养血生津的功效。如《药笼小品》载：“四君、补中益气等汤，皆以代人参，往往见效。”党参之补中益气，用于中气不足，症见食少便溏、四肢倦怠等，可用大剂量党参与白术、茯苓、炙甘草配伍，既补气又养血，如四君子汤（宋代太平惠民和剂局《太平惠民和剂局方》）；党参之补益肺气，用于肺气不足引起的气短咳嗽、言语无力、声音低弱等症，如补肺汤（元代李仲南《永类钤方》）做成的补肺丸，方中以党参易人参，配黄芪、北五味子、紫苑、熟地黄、桑白皮，补肺益气；党参之益气生津，用于气津两伤证，症见体倦气短、咽干口渴，如生脉散（金元李东垣《内外伤辨惑论》），可将方中人参以党参代替，与麦冬、五味子配伍，《中国药典》中收录的生脉饮成药制剂配方有党参方生脉饮和人参方生脉饮两种；党参之补气养血，用于气血两虚证，症见面色苍白、头昏眼花、四肢倦怠、气短懒言，如八珍汤（明代薛己《正体类要》），原方中人参大补元气、补气生血，亦可改用党参，既补气生血，又补血养血。

目前临床上，党参的应用十分普遍，广西中医药大学邓家刚教授主持的国家重点基础研究发展计划（973 计划）《中药平性药药性研究》成果报告中显示：平性药物作为君药，频率最高的是人参（46 次），其次是党参（44 次），党参功效及方剂主治病证与人参相似，在不寒不热证的应用频次是 70.5%，在寒证是 22.7%，在热证是 6.8%；作为臣药，频率最高的是茯苓（77 次），其次是山药（54 次），再其次就是党参（48 次）。《中华人民共和国药典》（简称《中国药典》）中六君子丸、香砂六君子丸、八珍颗粒等成药均以党参为君药。

二、党参保健、食用价值

2002 年，国家卫生部《关于进一步规范保健食品原料管理的通知》中，将党参列入“可用于保健食品的物品”。由此扩大了党参的应用范围。党参作为“药食同源”中药品种，是多种保健滋补品的主要原料。《得配本草》所载“上党参膏”是党参食疗的最早记载，具有清肺气、补元气的滋补作用。《乾坤生意》记载了药膳名方“参归炖母鸡”用于气血亏虚体质的食疗方法。党参常作为现代人制作炖鸡、炖肉的配料，以增加食品的营养价值，比如党参当归炖母鸡、党参黄芪炖乌鸡、党参陈皮炖公鸡、党参黄芪煲猪肉等。

此外，党参还可以用来熬粥，以增加粥的保健作用，比如党参与大米熬制的粥具有补气、养血、健脾作用。党参还可以用来制作饮品。比如：党参红枣茶，具有益气补血、美容作用；参桂酒（党参、桂圆与白酒浸泡），具有补中益气、养血安神的功效。

现代研究表明，党参中富含菊粉型果聚糖，是天然益生元，可调节肠道菌群，促进双歧杆菌生长，有望成为保健食品中重要的原料添加剂。

三、党参文化价值

党参因生长于上党地区而得名，是山西省重要道地药材之一。一直以来，上党人都以党参为荣。近年来，以党参为载体，长治地区围绕党参的栽培种植、加工、生产的核心产业正蓬勃发展，同时带动当地旅游产业的绿色发展，形成了集旅游、娱乐、文化、健康为一体的发展战略格局，是当地重要的文化产业之一。

第四节
党参的产地

一、党参源头产地

全世界党参约 40 种，我国约有 39 种，其中药用有 21 种、4 个变种，我国是党参的主要产区和聚集地。2020 年版《中国药典》收载党参基原植物为桔梗科植物党参 *Codonopsis pilosula*（Franch.）Nannf.、素花党参 *Codonopsis pilosula* Nannf. var. *modesta*（Nannf.）L.T.Shen 和川党参 *Codonopsis tangshen* Oliv.。在所有种中，以党参分布最广，应用也最广泛。

1659 年，清代张璐所著《本经逢原》记载：“产山西太行山者，名上党人参，虽无甘温峻补之功，却有甘平清肺之力，亦不似沙参之性寒专泄肺气也。”后证明此处所提“上党人参”即桔梗科植物党参，因最早发现和产于山西上党郡而名“党参”。上党郡是秦代晋东南地区的行政区划称谓，隋代改称潞州，包括陵川、平顺、壶关、长治县等地，后其所产党参名为“潞党参”。

1726 年，《潞安府志》指出，党参已与人参区别开来，在潞州（今山西长治）实现栽培，成为独立的新品种。乾隆时期编修的《潞安府志》，在“物产卷”部分首次列入“党参”，且名列首位，并特别注明“古有人参……今所出唯党参”。

清乾隆年间，赵学敏《本草纲目拾遗》中引《翁有良辨误》云：“党参功用，可代人参……古名上党人参。产于山西太行山潞安州等处为胜。”1848 年，《植物名实图考》描述：“党参，山西多产。”1887 年，张秉成《本草便读》记载：“党参出山西潞安者为上，其余所处者皆次之。甘、平之性，用以培补脾肺元气颇佳。若虚盛危急者亦非所宜，非人参之大力不能也。”张秉成认为党参优质产地为“山西潞安”，并进一步从性味功效角度与人参进行区分。

潞党参在山西的栽培可追溯至清代，光绪年间的《长治县志》记载，今药肆所货潞党参者皆黎城所种。清光绪八年（1882 年），在《陵川县志》第八修中，县令李志撰写的一篇《种参说》记载：“参产上党。陵居上党之脊，药产有参，前志名而未详……收运至家，向日摊晒，宵间众手把握，使坚致有纹，各束成捆，累万累千，于外省药肆会上鬻之，多获倍息。土沃者其参倍大。但种参之坡，久后草木不生耳。”以上详细描述了陵川东北部山区百姓人工种植党参的生产流程，包括党参栽培习性、采收加工、产销等，可见当时山西长治、陵川的党参药材已具有一定的规模。潞党参条长，直纹，粗肥，心实肉坚，气味清香甘美，嚼之无渣。名品陵川“五花芯”因断面呈五花形而得名，油性大，嚼之无渣。除了上党山区盛产优质党参外，山西忻州市五台山地区也分布有大量党参野生资源，名为“台党”。“潞党”和“台党”历史上一直被认为是最优质的党参道地药材。

纹党是桔梗科党参属植物素花党参 *Codonopsis pilosula* Nannf. var. *modesta*（Nannf.）L. T. Shen 的干燥根。纹党在我国发展为药用已有 1000 多年的历史，是一种名贵的滋补药材。纹党参产区分布于甘肃陇南、陕西西南及四川西北部，因根表皮皱且密布横状环纹，通达根体过半是其外观主要特征，故名“纹”党，又因其主产甘肃文县，且以文县产的纹党最为驰名，也称“文”党。纹党的野生家种始于清代同治年间，历史悠久，产量稀少，药效比普通党参药效好很多，所以一直是当地官员进贡皇宫的“御用药材”。因其种子、种苗异地引种后发生变异，不能保持内在品质和优良特性，故为文县特产。纹党具有“狮子盘头菊花心，外松内紧体柔韧，身长粗壮肉质厚，味清甜润嚼无渣”的外形特征，因有效药用成分含量居各类党参之首而享有盛誉，曾在中国各种党参评比中名列第一，荣获国家对外贸易经济合作部对外出口商品荣誉证书，远销东南亚等 130 多个国家和地区，为甘肃大宗出口中药材。纹党历史悠久，为党参道地品种之一，其大面积种植始于 20 世纪 60 年代。纹党在文县历来普遍种植，文县 20 个乡（镇）中 17 个乡（镇）种植纹党，尤以博峪乡的纹党功效显著、质量好、商品价值高，中外驰名。

白条党是桔梗科植物党参 *Codonopsis pilosula*（Franch.）Nannf. 的干燥根。因其色白条直，皮紧，肉厚，味甘，嚼之无渣，从而自成一品。白条党主产于甘肃定西、天水、陇南等地。陇西白条党参在陇西县已有千年种植历史，其根条通直，色泽光白，容汁饱满，质量上乘。2003 年，“陇西白条党参”获得了原国家质量监督检验检疫总局的原产地标记注册认证，得到国家地理标志产品保护。2008 年,“陇西白条党参”证明商标在国家工商行政管理总局注册。2016 年 12 月 20 日，原国家质量监督检验检疫总局批准对“陇西白条党参”实施地理标志产品保护。

陕西凤县党参称“凤党”，种植历史悠久。据《凤县志》和《凤县民国志》等资料记载，凤党以名贵质优远销于东南亚、日、韩等地，清末时是朝廷的上等贡品。1964 年，凤县被列为凤党出口商品基地县，为党参药材道地产区之一。

板党是桔梗科植物川党参 *Codonopsis tangshen* Oliv. 的干燥根，主要分布于湖北西部、湖南西北部、四川北部和东部接壤地区及贵州北部。其商品名为“条党”，主产于湖北恩施市板桥镇。板党断面裂隙较少，嚼之渣较少。湖北《施南府志》记载，恩施板桥药农在清代中期即开始人工种植党参，为我国党参传统道地产区之一。产于四川东部的条党又称为“单枝党”，以野生为主。

此外，东北各省所产野生党参资源常称为“东党”，四川平武产党参称“晶党”。

根据《地理标志产品保护规定》，国家市场监督管理总局近年来分别宣布对陵川潞党参、平顺潞党参、板桥党参、文县纹党、陇西白条党、渭源白条党实施国家地理标志产品保护。板桥党参地理标志产品保护范围非常小，只有湖北省恩施市板桥镇现辖行政区域。文县纹党的保护范围也不大，为甘肃省文县中寨乡、马营乡、石鸡坝乡、铁楼乡、堡子坝乡、桥头乡、梨坪乡、石坊乡等20个乡镇现辖行政区域。渭源白条党参的地理标志保护区域范围为渭源县新寨镇、北寨镇、秦祁乡、大安乡、庆坪乡、路园镇、清源镇、莲峰镇、锹峪乡、祁家庙乡等10个乡（镇）106个村。陇西白条党参的地理标志保护区域范围为陇西县的首阳镇、福星镇、马河镇、碧岩镇、柯寨乡、德兴乡、双泉乡、文峰镇、巩昌镇、菜子镇和通安驿镇。

二、党参产地变迁

党参之名最早见于清代《百草镜》，书中云："党参，一名黄参，黄润者良，出山西潞安、太原等处，有白色者，总以净软壮实味甜者佳，嫩而小枝者名上党参，老而大者名黄党参。"清代以前本草有类似记载，但并没有党参之名。潞安即为今山西长治地区。1765年，《本草纲目拾遗》记载："翁有良《辨误》云：党参……产于山西太行潞安州等处为胜，陕西者次之，味甚甜美，胜如枣肉。近今有川党，盖陕西毗连，移种栽植，皮白味淡，类乎桔梗，无狮头，较山西者迥别，入药亦殊劣不可用。"从上述描述可知，党参栽培种类繁多，尤以山西潞安（今山西长治等地）所产为品质最佳，即为道地药材潞党参。陕西所产应为凤党（基原为素花党参）。

随着药材临床、食用、保健等社会生产需求的增长，自20世纪60年代国家将党参列为重点发展品种以来，全国多数地区引种山西潞党，其主产地也发生了变迁，由最初的山西上党地区扩大到甘肃、陕西、四川、江南徽州等地。其中，甘肃于1966年从山西长治等地引种潞党参进行栽培，面积逐年扩大，现定西地区、陇南地区、天水地区等都有栽培，从1967年的60亩发展到20世纪80年代的5万亩。目前，甘肃党参年种植面积40万亩，产量4万吨，占全国总产量的70%，出口量占全国总量的80%。甘肃栽培的白条党已经成为党参主流商品，山西潞党、湖北板党、四川川党、陕西凤党、东北东党等占总产量的25%左右。党参的主产区从历代本草记载的山西逐渐演变到目前的甘肃，主要集中在甘肃中部黄土高原与秦岭北坡交汇地带，包括陇西、渭源、临洮、宕昌等县市，陇西县首阳镇已成为全国党参的集散地。近年来，贵州威宁、毕节等县也开始推广党参的种植，党参也是贵州省大宗药材之一。

山西五台县所产台党自20世纪80年代起，栽培面积逐年减少，市场上几乎无流通。山西黎城、陕西凤县、陕西汉中等地，因无节制的采挖，加之当地农民开垦山地，种植经济作物，现仅剩少量野生资源。东北地区几乎无栽培党参。

三、党参道地产区生态环境

白条党道地产区定西市地处黄河上游、甘肃中部，位于东经 104°16'、北纬 35°18'。属中温带半干旱区，降水较少，日照充足，温差较大。年降水量 350~500mm，年平均温度 7℃，无霜期 100~160 天，海拔高度在 1640~3900m 之间。

纹党道地产区文县地处甘肃省东南部，位于东经 104°16'~105°27'、北纬 32°35'~33°20'。属亚热带向暖温带过渡地带，年平均气温 15 ℃，无霜期 260 天，年均降雨 450~800mm，海拔 1800~2800m。

潞党参道地产区之一长治市地处山西东南部，位于东经 113°01'、北纬 35°50'，南部与晋城市毗邻，北部与晋中市交界。属湿润大陆性季风气候，无霜期 156.8~181.9 天，年平均降水量为 537.4~656.7mm，年平均气温 4.9~10.4℃左右，海拔大都在 800~1500m。潞党参另一道地产区晋城市地处山西东南部，位于东经 113°01'、北纬 35°50'。属湿润大陆性季风气候，无霜期 180 天，年平均降水量为 626.4~674mm，年平均气温 5~10℃左右，平均海拔 1100m。

台党道地产区五台县位于山西省东北部，位于东经 112°57'、北纬 38°28'。属暖温带湿润大陆性季风气候，无霜期 90~170 天，年平均降水量为 540mm，年平均气温 7.5℃左右，平均海拔 1000m。

凤党道地产区凤县位于陕西省西南部，地处东经 106°24'~107°7'、北纬 33°34'~34°18'。属暖温带山地气候，年平均气温 11.4℃，年平均降水量 613.2mm，无霜期 188 天，平均海拔在 1200~1800m。

板桥党道地产区恩施市地处湖北省西南部，位于东经109°4'~109°58'、北纬29°50'~30°40'。属亚热带季风湿润气候，年平均气温16.3℃，年降水量1100~1300mm，年平均日照低于1300小时，无霜期238~348天，主产区海拔多在1400~1700m。

综上，党参适宜生长环境为海拔1000~2600m、土壤湿度13%~17%、年平均气温6.5~7.0℃、年日照时数1800~1900小时、年降水量360~670mm的温凉半湿润、半干旱气候区。地块宜选排水良好、有机质丰富、土层深厚、肥沃疏松的壤土，不宜选低洼地、盐碱地种植，尤以黄土质淋溶褐土和红黄土质淋溶褐土，质地为砂质壤土，pH值呈微碱性的地块为最佳。

第五节
党参的产业

一、市场规模

（一）党参国内市场

党参为大宗药材，年销售量为3.5万吨，工业、企业、药厂销量在1万吨左右，饮片1万吨左右，食用8千到1万吨左右。

2018—2022年，党参流通市场价格整体保持平稳，2023年价格涨幅剧烈。以中条党参为例，2023年5月份较2022年涨价幅度为81.82%，6月份涨幅达209%。

目前，我国党参市场规模已达数十亿，且在不断增长。山西省平顺县和陵川县是正宗潞党参的原产地。陵川潞党参主要产区分布在陵川县东南部石质山区的六泉、古郊、潞城、夺火、崇文、马圪当、平城等7个乡镇，其中六泉乡黄松背村的“五花芯”党参享誉海内外。平顺年产3300吨左右的潞党参，陵川年产1000多吨，一些中药材企业先后在平顺县落地建成。甘肃省自20世纪60年代从陵川引种党参种植到现在，已发展成为全国最大的党参主产区，产量占全国90%以上，其中定西市占甘肃全省党参种植面积的70%。

（二）党参出口贸易

1. 国际市场稳步增长

近5年，党参出口金额稳步增加，2018年为1.22亿元人民币，2019年1.39亿元人民币，2020年1.47亿元人民币，2021年1.54亿元人民币，2022年受疫情影响，党参出口数量1868吨，同比下降8.8%，但受国内党参价格上涨影响，党参出口金额与上年基本持平，为1.55亿元人民币。2023年第一季度，党参出口数量为415.56吨，同比下降6.29%，但出口金额为562.29万美元，同比增长7.91%。

2. 亚洲为出口主要地区

亚洲是党参主要出口市场，主要销售到中国香港、越南，其次为马来西亚、印度尼西亚。对欧洲、北美洲等地区的出口占比则相对较小。

二、产业规模

（一）甘肃省产业规模

甘肃是中药材种植大省，其所产党参等多种道地药材享誉全国，在发展中医中药产业方面具有得天独厚的优势。甘肃省委、省政府也将中医中药产业纳入甘肃省“十大绿色生态产业”，作为全省重点发展产业，从党参种质资源保护和新品种选育，到党参规范化种植集成技术与示范基地建设，再到党参产地加工及精制饮片生产都居于先进水平。目前，甘肃党参的种植面积和产量均占全国总量的90%以上，全省党参产量约为 6.5 万吨，党参种植面积在 80 万亩左右，主要品种为纹党和白条党。

纹党在文县历来普遍种植，文县 20 个乡（镇）中 17 个乡（镇）种植纹党。主产区有中寨、石鸡坝、铁楼、堡子坝、桥头、梨坪等 6 个乡（镇），涉及 113 个行政村，432 个合作社；次产区有石坊、城关、天池、口头坝、尖山、临江、舍书、尚德、丹堡、玉垒、刘家坪等 11 个乡（镇）。目前，纹党的种植面积是 8.9 万亩，产量是 5000 吨，产值 7 千多万元。全县纹党种植户 4 万户，受益人口 25 万人，纹党产区的农户纹党收入占总收入的 22%。近几年来，陇南市委、市政府，文县县委、县政府高度重视中药材产业的开发，充分利用独特的资源优势和良好的产业基础，坚持因地制宜，科学规划，优化品种，提高规模发展档次，市场带动，加工增产增值，综合利用的原则，抢抓西部大开发的机遇，对农业产业结构实行战略性调整，把中药材产业作为发展经济的重要工作来抓，把文县纹党生产和扶贫开发相结合，和农业产业结构调整相结合，和实践“三个代表”重要思想深入农村办实事相结合，通过一系列优惠政策，鼓励产区群众种植纹党，使文县纹党生产有了突飞猛进的发展。主要表现在：①栽培面积初具规模。②产业基础条件良好。产区群众在长期栽培过程中，积累了丰富的栽培管理经验，能自行育苗、自行加工，药农们在生产中得到了实惠，增加了经济收入，因而发展文县纹党产业基础良好。③服务体系基本健全。成立了集推广、科研、试验示范及信息服务一体化的专门机构——文县中药材产业开发服务中心，专门从事文县纹党产业开发工作。组建了以纹党营销大户为主的县级协会，中寨、石鸡坝、堡子坝等乡级协会1个，同时加强横向联系，与兰州大学、甘肃农业大学、甘肃省中医学院等高校联系，引进技术，严把生产技术关，使文县纹党种植及深加工的各项工作有序进行。④纹党标准化建设。文县中药材中心已积极编写并申报了纹党原产地域保护材料绿色纹党系列产品认证材料。建立的中寨纹党基地的前期试验、示范工作正在进行，相关的技术标准正在制定，基地建设审定可望在近2年内完成。⑤加工企业初具规模。文县已建成6个中药材加工企业，113个中药材种植专业合作社。

渭源白条党参种植面积约30万亩左右，年产量约3万吨左右。2003年，渭源白条党参及其制品经过国家质量监督检验检疫总局认定为原产地标记产品。2012年，原中华人民共和国农业部正式批准对“渭源白条党参”实施农产品地理标志登记保护。陇西白条党参种植面积约10万亩左右，年产量约1万吨。陇西白条党以其独特的药理、药性和保健、食用等功用，不仅成为国内外知名制药企业的首选，而且远销东南亚等地。

（二）山西省产业规模

潞党参种植历史悠久，质量上乘。《陵川县志》附有一篇清德宗光绪八年（1882年）李志《种参说》，详细记载了党参的地块选择、栽培方法、采收时间及加工方法，与现今的方法极其相似。《山西省农业自然资源丛书》（晋城卷）中载：“党参的种类很多，但数陵川县黄松背村的‘五花芯’最著名。”“五花芯”曾远销马来西亚、菲律宾、新加坡、日本和老挝等十多个国家。《山西中药资源》记载，1960年中国药材公司组织24个省、市在陵川召开党参现场会，其后，潞党参在全国广泛推广种植。全国首家通过党参品种良好农业规范（GAP）认证的基地位于陵川县。

从20世纪90年代末以来，山西地方政府把中药材产业开发作为农业结构调整的标志性产业，到2018年，以党参核心产区陵川、壶关、平顺为中心，建立了纵跨太行山东南部陵川、壶关、平顺、黎城、潞城、武乡潞党参道地中药材种植基地10万亩，打造年产高品质党参10000吨的潞党参生产基地。同时，平顺潞党参成为国家地理标志产品，提高了市场竞争力。

依托平顺县当地党参种植资源生产的“潞党参口服液”年销售3000万支，产值上亿元。2019年，山西省首家中药配方颗粒生产企业规模持续扩大，有望成为华北地区首屈一指的中药饮片及配方颗粒生产加工企业。2020年，山西省中医药强省战略实施，“山西药茶”区域品牌打造，必将有力推动山西地方党参药材产业升级。

（三）其他地区产业规模

湖北省恩施产党参为“板桥党”，种植历史有100多年。

19 世纪初，《施南府志》记载了板桥党参由野生转为人工栽种的情况。板桥党现有种植面积 3000 亩。

刀党主产区在四川省九寨沟县。四川省九寨沟县大面积种植党参约有 60 多年的历史，现有种植面积达 1 万亩。

贵州威宁自治县海拉镇“山高谷深”，既有海拔 2879.6m 的贵州第二高峰平箐梁子，又有最低海拔 1379m 的牛栏江的河谷地带。栽培党参称“海拉黄党参”。2019 年，党威宁自治县海拉镇党参种植近 1.5 万亩，产值约 1.2 亿元。

云南云龙栽培党参称“龙党参”。龙党参种植采挖周期缩短到 1 年，种植密度达到每亩 4.1 万株。到 2018 年，全县龙党参种植面积达 5000 多亩。

第二章

党参之品

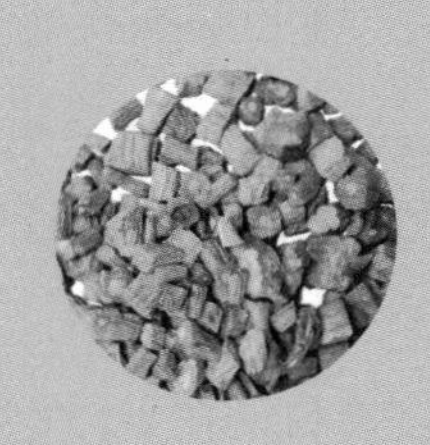

第一节
党参的种植

一、道地产区，品质之源

（一）党参种植生态基础

1. 土壤及地形选择

党参是深根性植物，药用部分是肥大而长的主根，故宜栽培在土层深厚、肥沃和排水良好的土地。黏性过大的土壤和容易积水的地方不宜栽培。通常以只有半天日照的阴坡或半阴坡栽培最为适宜。党参 *Codonopsis pilosula*（Franch.）Nannf. 适宜栽培土壤以黄绵土、黑垆土、灌淤土为好，pH 以 6.0~7.5 为宜。素花党参 *Codonopsis pilosula* Nannf.var.*modesta*（Nannf.）L.T.Shen 适宜栽培土壤以褐土、棕壤和暗棕壤为主，pH 以 6.0~7.5 为好。川党参 *Codonopsis tangshen* Oliv. 适宜栽培土壤以富含腐殖质的山地油沙土或山地夹沙土为好，pH 以 6.5~7.5 为宜。

2. 气候

党参为多年生草本植物，喜气候凉爽，怕高温酷热，在高寒阴湿地带生长适宜。对水分要求比较严格，抗旱性和抗涝性都弱。《中国药典》所载 3 个党参品种适宜气候有些差异。

党参 *Codonopsis pilosula*（Franch.）Nannf. 一般分布在海拔 1640~2700m 之间的黄土高原边缘与西秦岭北坡区，属中温带半干旱区，降水较少，日照充足，温差较大。年平均日照时数 2421 小时，年平均降水量 450~600mm，相对湿度 50%~80%，年平均温度 7℃，无霜期 100~160 天。

素花党参 *Codonopsis pilosula* Nannf.var.*modesta*（Nannf.）L.T.Shen 性喜温和湿润气候，在冬季无严寒，夏无酷暑，气候温和的地区生长良好，最适生长区在北亚热带半湿润区，海拔在 1700~2400m 的范围内，年均气温 6.5~9.3℃，年降雨量 600~700 mm，日照时数 1390~1870 小时，无霜期 132~169 天。

川党参 *Codonopsis tangshen* Oliv. 喜稍冷凉而湿润的气候，多分布在海拔 1000m 以上的山区，在海拔 1500~2500m 最适宜。产区年降雨量一般在 1200mm 以上，夏季最高气温在 30℃以下，冬季最低气温在 -15℃以内，无霜期 180 天左右。在海拔较低的平坝地区，因夏季温度过高且持续期较长，不但地上部分容易枯萎，而且容易发生病害，不能正常生长。

（二）党参药材分布及道地药材产区

药用党参资源丰富，全国分布广泛，目前全国党参种植区逐渐呈集中、扩大趋势。党参药材主要集中分布于甘肃、山西、四川、湖北、贵州等地。党参 *Codonopsis pilosula*（Franch.）Nannf. 分布区有甘肃、山西、贵州、陕西南部、宁夏、青海东部、新疆、内蒙古、河南、河北、西藏东南部、四川西部、云南西北部、湖南及东北等地。素花党参 *Codonopsis pilosula* Nannf. var.*modesta*（Nannf.）L.T.Shen 分布于甘肃南部、陕西南部等地。川党参 *Codonopsis tangshen* Oliv. 分布于四川北部及东部、贵州北部、湖北西部。党参药材商品名常因产地及性状等冠以不同的名称，表 2–1 为市场上常见的党参药材商品名与其基原对应关系。

表 2–1　党参基原与商品名称

基原名称	商品名称	主要产地
党参 *Codonopsis pilosula*（Franch.）Nannf.	白条党参	甘肃省定西市、天水市、陇南市
	潞党参	山西省长治市、晋城市
	台党参	山西省忻州市
	黄党参	贵州省毕节市威宁县
素花党参 *Codonopsis pilosula* Nannf.var.*modesta*（Nannf.）L.T.Shen	纹党参	甘肃省陇南市文县及周边地区
	凤党参	陕西省凤县
川党参 *Codonopsis tangshen* Oliv.	刀党参	四川省九寨沟县
	板桥党参	湖北省恩施市
	洛党参	贵州省遵义市
	庙党参	重庆市巫山县

党参 *Codonopsis pilosula*（Franch.）Nannf. 的道地药材产区主要包括甘肃和山西等地。甘肃省定西市有大面积的党参种植区，近年来，甘肃省党参的年种植面积已达 80 万亩

以上。山西长治等地有一定规模的党参种植区。甘肃白条党参简称白条党，道地产区主要分布在东经 103°44′~104°20′、北纬 34°53′~35°25′，中部的黄土高原边缘与西秦岭北坡区，包括甘肃渭源、榆中、岷县、陇西、临洮、宕昌、漳县、榆中、通渭、甘谷、武山、卓尼、定西市安定区、康乐、临潭等地区。潞党参简称潞党，道地产区主要分布在东经 113°28′~113°43′、北纬 35°78′~36°20′，包括山西省长治市壶关县、平顺县，晋城市陵川县，此外，屯留、黎城、武乡、襄垣、长治、长子等有零星种植。台党参简称台党，道地产区分布在东经 113°25′、北纬 38°72′，即山西省忻州市五台县。此外，五寨、代县、繁峙等地有少量台党野生资源。图 2–1、2–2 分别为甘肃省定西市渭源县新寨镇标准化白条党参种植基地和甘肃省陇南市宕昌县拉路梁白条党参绿色标准化生产示范基地。

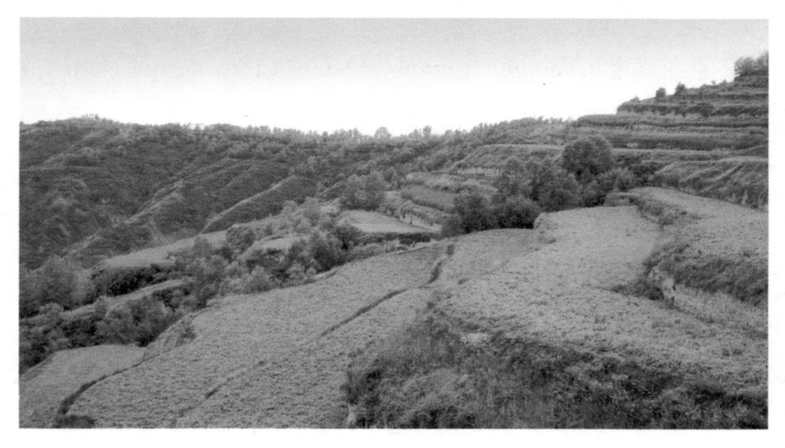

图 2–1　渭源县标准化白条党参种植基地

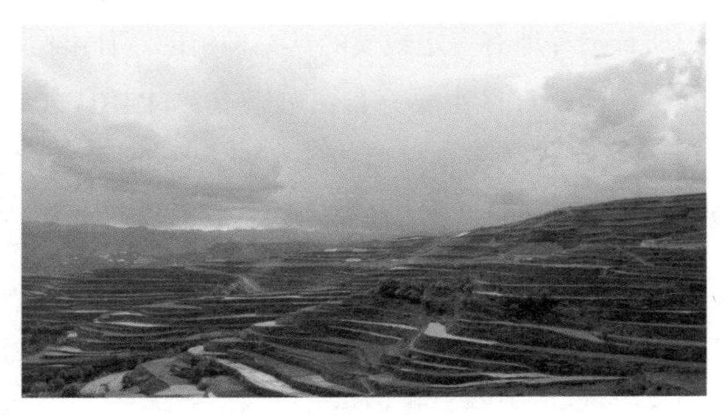

图 2-2 宕昌县拉路梁白条党参绿色标准化生产示范基地

视频 2-1

党参种子育苗基地（威宁县海拉乡）

视频 2-2

两年生党参标准化种植基地（威宁县海拉乡）

素花党参 *Codonopsis pilosula* Nannf.var.*modesta*（Nannf.）L.T.Shen 的道地药材产区主要在甘肃文县及周边地区。因具有环纹，被称为纹党参，简称纹党。纹党的道地产区地主要分布在北纬 31°35′~33°20′，东经 103°16′~105°27′，包括甘肃省文县、武都、舟曲县、宕昌县等地区。图 2-3 为甘肃省陇南市文县天池素花党参种植基地。陕西的凤党植物基源为素花党参，主要分布在陕西省凤县，目前仅有野生资源。

川党参 *Codonopsis tangshen* Oliv. 的道地产区主要分布在东经 102°00′~111°28′，北纬 25°53′~33°57′。刀党参简称刀党，

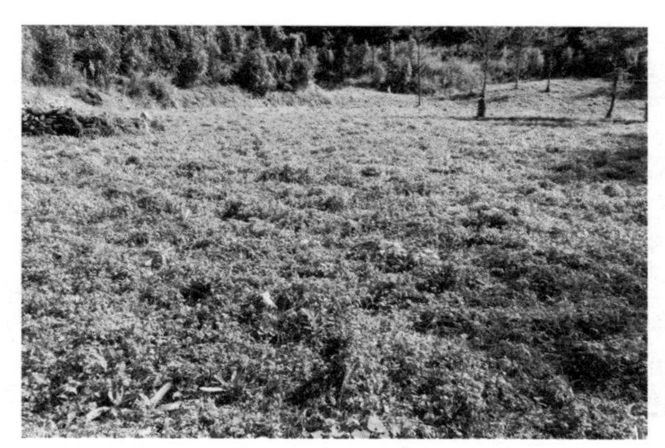

图 2-3 文县天池素花党参种植基地

道地产区在四川省九寨沟县。板桥党参简称板桥党，道地产区在湖北省恩施等地。贵州省遵义市道真县为洛党参（简称洛党、洛参）主要产区。重庆市巫山县为庙党参（简称庙党、庙参）的主产区。图 2-4、2-5、2-6 分别为湖北省恩施市板桥镇川党参种植基地、贵州省遵义市道真县洛党参高产示范基地和重庆市巫山县红椿乡庙党参种植基地。

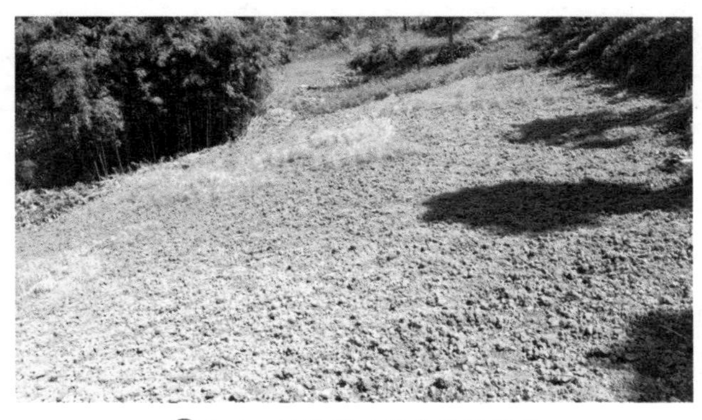

图 2-4 板桥镇川党参种植基地

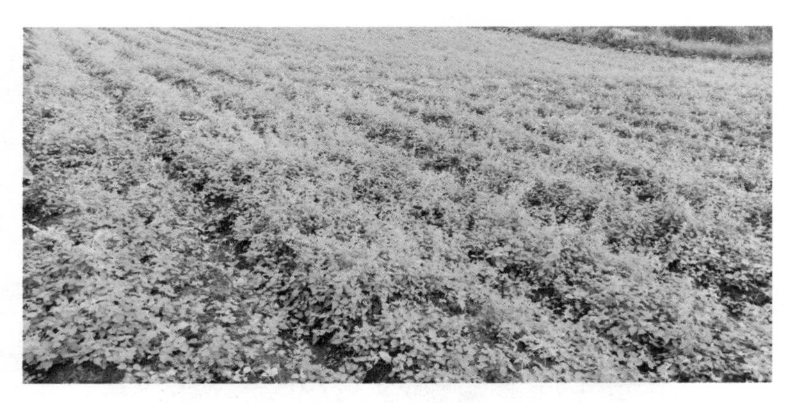

图2-5 道真县洛党参高产示范基地

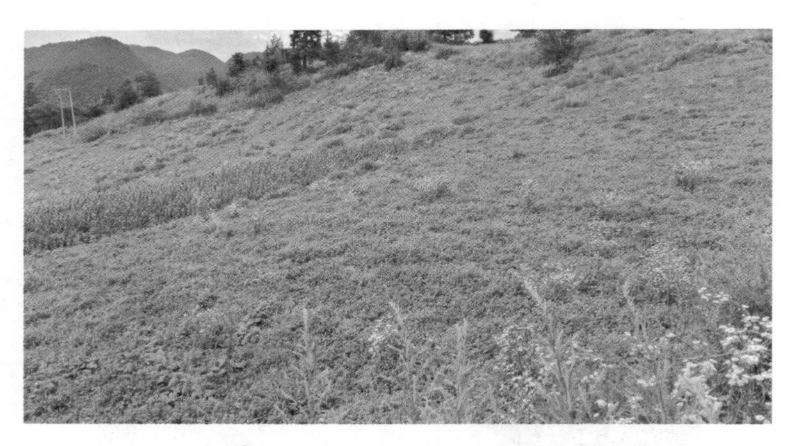

图2-6 巫山县庙党参种植基地

二、规范种植，品质之根

党参种植从整地到播种、移栽，直至采收，每个步骤都需遵循严格的管理规范，科学施肥，合理使用农药，从根源上保证党参质量。党参的合理生长年限应以 2~5 年为好。春秋两季采挖，以秋季采挖的品质较好。甘肃文县的纹党 *Codonopsis pilosula* Nannf.var.*modesta*（Nannf.）L.T.Shen 从播种到收获一般需 4~6 年，甘肃渭源的白条党 *Codonopsis pilosula*（Franch.）Nannf. 从播种到收获一般需要 2~3 年，山西的潞党 *Codonopsis pilosula*（Franch.）Nannf. 从播种到收获一般需要 2~3 年，川党参 *Codonopsis tangshen* Oliv. 从播种到收获一般需要 2~3 年。

（一）整地施肥

党参的育苗田和移栽田的整地施肥要求有所不同。

1. 育苗田的整地施肥

党参幼苗怕晒，育苗地应选在地势平坦、湿润的阴坡地，要求土层深厚（40cm 以上）、疏松肥沃、墒情好、富含腐殖质、排水良好、杂草较少、地下害虫危害较轻、土壤 pH 值以 6.5~7.0 的中性偏酸性砂质土壤为宜。前茬作物宜选择豆科和禾本科作物茬口。地势低洼，土质黏重以及盐碱土均不宜栽培。播种前将地块杂物清除干净，深翻土地 30cm 打破犁底层，打碎土块，清除草根、石块，耙平。随翻地施入腐熟厩肥约 1000kg/ 亩。结合播前翻地施入化肥，氮、磷、钾养分合计施用量 10kg/ 亩，氮、磷、钾养分配比为 2.5 ∶ 1.9 ∶ 1。结合播前翻地施入 2~3kg 3% 辛硫磷颗粒剂。耕翻后耱平保墒。通过上述处理可消灭越冬虫卵、病菌，深耕细耙可以改善土壤理化性状，促使主根生长顺直、光滑、不分叉。如土壤墒情不足，应先灌水造墒再耙。

2. 移栽田的整地施肥

深翻土地 30cm 打破犁底层，打碎土块，清除草根、石块，耙平。施肥可参考肥料合理使用准则通则（NY/T 469–2010）执行。党参施肥要以优质的农家肥为主，符合无害化卫生标准。随翻地施入厩肥约 2000kg/ 亩。结合播前翻地施入化肥，氮、磷、钾养分合计施用量 25kg/ 亩，化肥氮、磷、钾养分配比为 2.5 ： 1.9 ： 1。结合播前翻地施入 2~3kg 3% 辛硫磷颗粒剂。

（二）选种播种

1. 选种及种子处理

选择当年采收的新种子，清除杂质和瘪粒，将种子均匀摊放在干净的苫布上在太阳下晒 1~2 天。

2. 播种

党参育苗播种春、秋两季均可。一般在 3 月下旬至 4 月下旬播种，春播宜早不宜迟，土壤解冻初期墒情好，日均气温达到 5℃以上时即可播种。

党参的种植模式有地膜穴播和撒播等。地膜穴播播种量每亩 2~3kg，撒播播种量每亩 6~7kg（墒情较差的地块可适当增加播量）。地膜穴播需要覆盖 0.012mm 厚黑色地膜，播后膜面上少量压土防止地膜被风吹起，以行距 10cm，穴距 10cm，每穴播种子 8~12 粒为宜。采用鸭嘴滚轮式播种器点播。撒播时通常用细砂拌匀并均匀撒在地表，耙耱 1 次，轻轻镇压使种子和土壤充分接触，然后用秸秆保湿，或遮阳网遮阴。播种后根据土壤墒情及时浇水，保持地面湿润，以利出苗。平均播深 0.3~0.6cm。

3. 苗期管理

苗田管理：党参苗期应及时拔除杂草，党参出苗后，在幼苗长到 2 片真叶时除草。如果秸秆覆盖较厚，党参苗不易透出，选阴雨天揭去表层一部分秸秆，留少部分起抗旱保湿作用。遮阳网覆盖在出苗后必须将遮阳网搭架使离地面 50cm 左右，6 月上中旬视土壤墒情随时揭去遮阳网。根据苗情进行追肥，可用尿素 5kg/ 亩。过稠密的幼苗适当间苗，保持苗床湿润。遇到大雨天气，应及时注意排水。

种苗采收：次年 3 月中旬土壤解冻后采收种苗，用叉子挖出种苗，淘汰过细或有病虫害的种苗。带土扎把，随采收随移栽。

（三）定植移栽

移栽一般选择秋季 10 月上旬或春季 3 月下旬 ~4 月中旬之间土壤解冻后移栽。种苗筛选、栽培方法是定植移栽过程的两个主要环节。必须选择优质种苗，同时要考虑移栽密度。

1. 种苗筛选

参苗最好随采随栽，采挖后，除去腐烂、发霉、苗体有病斑、虫伤、割伤、擦伤、折断的伤病苗、分叉苗及根茎粗 1mm 以下的特小苗，选择生长健壮、均匀、头梢尾完整、主根粗而长、条长无分杈、头部留有 1~2 个芽眼、皮色正的参苗，一般“百苗”鲜重 40~80g 的为优质种苗。

2. 移栽方法

党参的移栽方法包括传统的沟栽和地膜覆盖露头移栽，还可选择与玉米、马铃薯粮药间作，或与烟草等经济作物间作。

移栽密度：移栽密度和产量有着显著的关系。移栽密度通常有两种方案，种苗较大时，株距10cm，行距30cm定植，苗数为22000株/亩；种苗较小时株距5cm，行距30cm定植，苗数为37000株/亩。前者具有抗旱功能，适合生产大条货，后者适合雨水充足的年份，大条货较少，但产量高。

沟栽：采用行距25cm，株距5~12cm，亩苗数22000~53000株，小苗密度大，大苗密度小。降雨量大的地区适当减小密度。沟栽：按沟距25~30cm，深25cm开沟，大中小苗相间按5~12cm株距顺沟斜放于沟旁一侧，苗头低于地面2cm，再用开第二个沟的土将前一个沟覆土，苗头覆土厚度2~3cm左右，然后适当镇压。

地膜覆盖露头栽培：按垄宽45cm，以南北向沿地埂放线，将地面整平，按株距5~10cm摆苗，将种苗苗头朝垄的两边（即苗头朝外，尾对尾相间）平行摆放，将湿润土壤均匀覆盖于摆放的种苗上，覆土厚4~6cm，然后在垄沟上将40cm宽地膜一头埋入土中压实，一边拉地膜一边在膜两边及苗头部位压土2~3cm，使地膜两边与挂线相齐（苗头正好在地膜外1~2cm）。完成第1垄移栽后，留15cm垄沟，开始移栽第2垄，以此类推。地膜上每隔2.5~3m左右压一土腰带。膜面加垄沟带宽 60cm，两行，平均行距 30cm。也可以采用 30cm 幅宽的地膜，按带宽 30cm 放线，膜下只摆一排苗，其他操作同上，行距 30cm。

间作：在育苗地畦旁种植玉米，在玉米苗高约 30cm 左右，将拌匀的川党参种子均匀播于土内，借玉米叶遮阴；秋季或春季在贝母畦旁移栽党参 1~2 年生苗，待党参苗高约 30cm 时用竹条搭架，引茎蔓缠绕而上为贝母遮阴。

（四）田间管理

党参的田间管理包括除草、打顶、补苗、追肥、病虫鼠草害防治、防寒、枯萎期的参地清理等。

1. 除草

清除杂草是确保党参增产的主要措施之一，现代提倡的生态种植以及有机种植严格要求人工除草，严禁施用任何化学除草剂。当苗高 6~9cm 时进行第 1 次锄草，苗高 15~18cm 时进行第 2 次锄草。以后随时除草，保持田间无杂草。栽植 2 年以上，每年早春出苗后除草 1 次，封垄前每月再除草 1 次。

2. 打顶

党参移栽定植后如果地上部分生长过旺，要进行打顶。

第一次打顶：6 月下旬，当定植缓苗后的参苗高约 15cm 左右时，将茎藤尖端约 5cm 的蔓割（剪）掉。

第二次打顶：在距第一次打顶后约 1 个月左右，约 7 月下旬时，将茎蔓尖端约 10cm 左右剪除。

每次打顶割下的枝蔓应带出田间。如果受干旱，党参地上部分生长弱，则视具体情况少割或不割茎。由于割茎抑制了开花结实，留种田不宜进行割茎。

3. 补苗

移栽时在地块边角集中栽植少量苗子以备补苗用，出苗期检查发现缺苗断垄的情况及时进行补苗。

4. 追肥

在生长第 1 年、第 2 年，每年结合中耕除草追一次肥，追肥以速效肥料为主，叶面喷施以便及时供应不足的养分。党参追肥以氮肥为主，也可追施腐熟人畜粪水 10t/hm^2、尿素 79.5kg/hm^2、磷肥 112.5kg/hm^2、钾肥 30kg/hm^2；6~7 月盛花期时易出现缺肥症状，可用水配成 0.2% 硫酸钾复合肥或 0.2% 磷酸二氢钾喷洒叶面，每隔 10 天喷 1 次，连喷 3~4 次。缺其他微肥时可随时配液喷洒补充。

5. 病虫鼠草害等防治

党参主要病虫害种类有根腐病、灰霉病、锈病、蚜虫、地下害虫、鼠害等。病虫害为影响党参产量和质量的一大因素。病虫鼠害应以预防为主，综合防治，优先采用农业防治、物理防治、生物防治措施，科学合理地使用化学药剂防治。不得使用国家明令禁止的高毒、高残留、高三致（致畸、致癌、致突变）农药及其混配农药。

在党参不同的生长期病虫害有差异，因此防治方法也不同。

（1）移栽期防治

党参浸苗处理对党参根腐病、地下害虫等可起到有效防控的作用。移栽前用10kg清水，先将30%琥胶肥酸铜30ml加入其中，充分搅匀，再加入5%香芹酚水剂35ml或6%寡糖•链蛋白可湿性粉剂15g，再次搅匀，然后加入30%噻虫嗪悬浮剂15ml和3%恶•甲水剂30ml，将准备移栽的党参苗去土后抖干净，芽头朝上根系浸泡在药液中浸苗5分钟，捞出后放置在阴凉处，边浸苗边晾，边晾边移栽。至药液下降至2/3处时，加水至原位，各种药剂各加入一半的量。

（2）苗期防治（5月下旬~6月上旬）

以根腐病为主要防治对象，田间发现病株应及时拔除，病穴用生石灰消毒，并全田喷淋香芹酚水剂或多抗霉素或寡糖•链蛋白可湿性粉剂，按农药标签使用。出苗后及时人工除草。

（3）中后期防治（6月下旬~9月上旬）

以灰霉病、锈病等为主要防治对象。在灰霉病、锈病初发期（6月下旬至7月上旬）可选用5%香芹酚水剂500倍液进行防治，间隔7~10天，共用2~3次。病情较重时，可用香芹酚水剂、苯醚甲环唑•嘧菌酯悬浮剂或吡唑醚菌酯悬浮剂，按农药标签使用。整枝打尖，清洁田园。及时除草，防止杂草种子落到田间。

（4）常见病虫鼠害科学防治方法

根腐病（也称烂根）：深翻改良土壤、增施有机肥，与禾本科植物实行2年以上轮作，建立无病留种地。进行种子、土壤、种苗药剂处理：①种子，用0.1%多菌灵盐酸盐药液浸种1小时或50%多菌灵可湿性粉剂500倍液浸种30分钟，晾干后播种。②育苗地，用50%多菌灵可湿性粉剂45kg/hm^2，拌细土300~450kg，撒于地面，耙入土中。③种苗，用50%多菌灵可湿性粉剂500倍液或70%甲基硫菌灵可湿性粉剂1000倍液浸苗5~10分钟，沥干后栽植。发现病株后，可选用50%多菌灵可湿性粉剂600倍液，或3%甲霜恶霉灵（广枯灵）水剂700倍液灌根。

白粉病：发病初期用20%三唑酮乳油2000倍液或12.5%烯唑醇可湿性粉剂2000倍液喷雾防治。

斑枯病：合理密植，增施磷、钾肥，增强植株抗性。收获后及时清理田间病残体，焚烧或深埋，减少初侵染源以进行预防。发病初期选用50%多菌灵可湿性粉剂600倍液、10%苯醚甲环唑水分散颗粒剂1500倍液、30%氧氯化铜悬浮剂800倍液、50%混杀硫悬浮剂800倍液及78%波尔锰锌可湿性粉剂600倍液喷雾防治。

灰霉病：收获后及时清理田间病残体，减少初侵染源。发病初期选用28%百•霉威可湿性粉剂600倍液，或10%苯醚甲环唑水分散颗粒剂1500倍液，或50%腐霉利可湿性粉剂600倍液，或40%嘧霉胺悬浮剂600倍液喷雾防治。

地下害虫：前茬作物收获后深翻耙耱。将50%辛硫磷乳油，或48%毒死蜱乳油3750~4500ml/hm^{2}兑水120~150kg均匀拌入较大容量的土粪等有机肥中，结合耕翻施底肥施入耕作层内。

红蜘蛛：用 48% 毒死蜱乳油 1050~1500ml 兑水 750kg，或用 1.8% 阿维菌素乳油 3000~5000 倍液喷雾防治。

鼠害：防治措施主要以人工射杀为主。

6. 防寒

严寒地区种植党参要在秋末地上部枯萎后盖上防寒土，以防冻害，第 2 年春季党参越冬芽萌动前撤除。

7. 清理田园

党参地上部枯萎后，要及时清出残株茎叶，拔除架设物，用 50% 多菌灵 800~1000 倍液进行田园消毒处理，以减轻病害蔓延发生。

三、应时采收，品质之基

党参采收年限一般在 2~5 年。平原地区及低海拔山区，如管理措施得当，土地肥沃且施肥有保障，可适当缩短年限采挖。适宜采收期为秋季地上部分枯萎开始，直至次年春季植株萌芽为止。秋季采收的粉性充足，折干率高，质量好。春季地温回升，党参萌发会消耗根内的贮藏物质，党参的质量与产量降低。采收天气最好选择在晴天，割掉参蔓，先用锄头开 30cm 左右深的沟，小心刨挖，扒出参根。鲜党参根质脆嫩、易破、易断裂，采收时可能会造成根中乳汁外溢，影响品质，注意避免伤其根。

第二节
党参的加工与炮制

一、如何从“农作物”成为药材和食品——产地初加工

党参的产地加工流程大致为：淘洗—上串—晾晒—揉搓—发汗—揉搓—清洗、熏蒸—整形（修枝）—晾晒至干燥成品。具体操作如下：将鲜党参淘洗干净后放置通风处，待根体发软后按参体大小排列，在根茎（芦头）处用细麻绳将其串成串子，再晒至三四成干后用手或木板揉搓，然后将串子卷成小捆密闭堆积发汗，待垛温升至40~45℃时，摆开晾晒至半干后再次揉搓至皮肉粘在一起，晒至干透后清洗、熏蒸，修枝整形后再一次晾晒至全干则成为党参干燥成品。整体操作流程见图2–7。

操作流程中的有两个关键步骤，即揉搓和干燥。

1. 揉搓

党参在产地初加工时要求揉搓。传统认为只有经过多次揉搓，才能使其质地紧实，从而得到“单支独条，桔黄色、泥鳅头、鸡皮皱、菊花心、笔杆形”的优质党参药材，同时也利于贮藏。揉搓力度需适中，太轻不能达成揉搓目的，太重则会因根条温度过高而出现“油条”，影响药材质量。揉搓

和未揉搓的党参的含糖量不同，揉搓过的党参含糖（多糖和还原糖）量明显高于未经揉搓的党参。

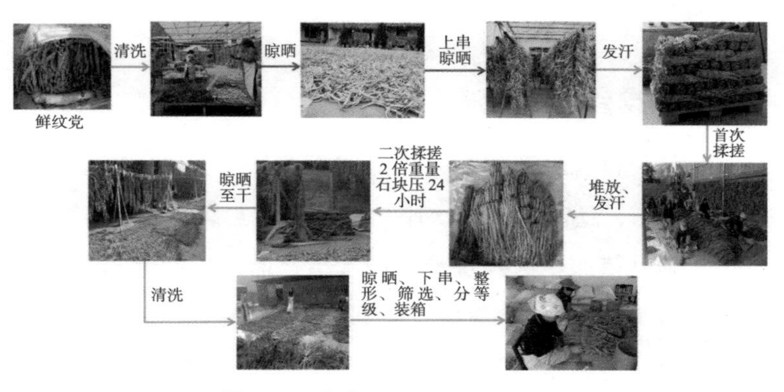

图 2-7 党参产地初加工流程图

2. 干燥

党参干燥方式主要包括晾干、晒干、烘干等,《中国药典》2020 年版规定党参干燥方法为“晒干”。目前，干燥方法主要有自然晾晒法、加热干燥法、冷冻干燥法等。党参含糖量高，自然条件下不易干透，同时极易吸湿，因此很容易发霉、走油，并遭虫蛀，失去药用价值，所以干燥是保证党参药性与药效的关键环节。

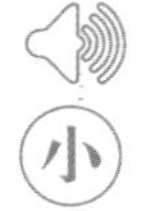

小贴士

中药材产地初加工

中药材产地初加工是指对采收的药材在产地进行的初步加工处理的过程，主要目的是去除非药用部位、清洗、干燥等，制成品即是中药材。

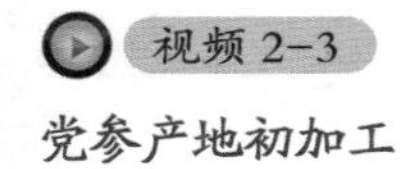

党参产地初加工

二、党参炮制方法

新鲜药材经过产地加工后方成为商品药材，但并不能直接用于临床，还需炮制成饮片，才能应用于临床和制药工业。中药炮制是依照中医药理论、患者治疗需求以及中药材自身特点，对原药材进行净制、切制和炮制等一系列处理的过程。净制、切制是指将原药材去芦头杂质，洗净，润透，切厚片（段），干燥的过程。炮制是指采用某种辅料进行加工的过程。

党参饮片有生党参、清炒党参、土炒党参、米炒党参、麸炒党参、酒炒党参、蜜炙党参，临床使用以生党参、米炒党参和蜜炙党参居多。其中米炒党参收载于 2020 年版《中国药典》中。近年来还出现了党参的新型饮片，如配方颗粒、即食饮片等。

生党参益气生津，多用于治疗肺气亏虚，气血两亏等。米炒党参以补气健脾作用力强，多用于治疗脾胃虚弱，食少、便溏。蜜炙党参增加了补中益气作用，在提高小鼠免疫能力和抗疲劳能力方面均优于其他炮制品。麸炒党参和胃健脾的作用增强。

党参药材及党参炮制品如图 2–8 至图 2–14 所示。

（一）党参药材

1. 鲜党参

由新鲜党参洗净即得（图 2-8）。

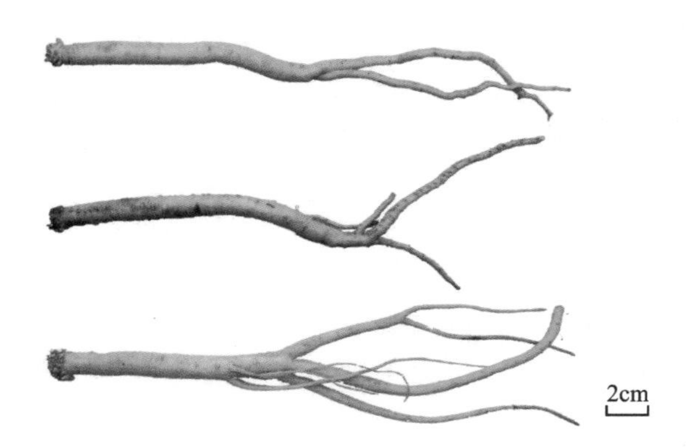

图 2-8　新鲜党参（从上至下依次为党参、素花党参和川党参）

2. 党参药材

由新鲜党参，通过抢水冲洗，上串，晾晒，揉搓，发汗，再晾晒，再揉搓，再发汗（如此反复 3 次），再晾晒至干燥，即得（图 2-9）。

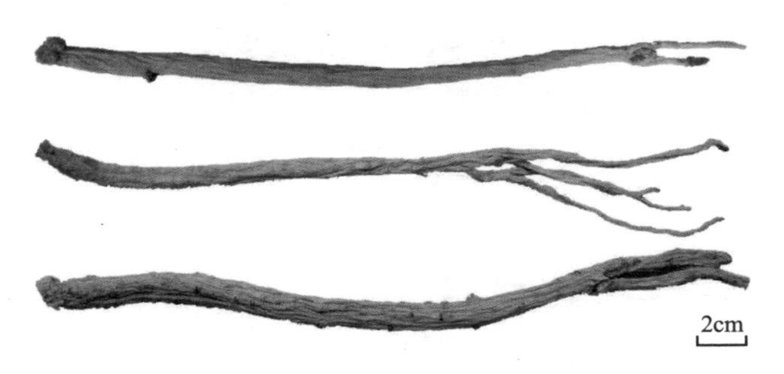

图 2-9　党参药材（从上至下依次为党参、素花党参和川党参）

（二）党参饮片

1. 生党参

生饮片切制工艺为：取原药材，除去芦头，洗净，润透，切厚片，干燥，即得（图 2–10）。本品呈类圆形的厚片。外表皮灰黄色、黄棕色至灰棕色，有时可见根头部有多数疣状突起的茎痕和芽。切面皮部淡棕黄色至黄棕色，木部淡黄色至黄色，有裂隙或放射状纹理。有特殊香气，味微甜。

党参净制多采用“去梢”“竹刀刮爆干”“去芦”“清洗”等。周玥等人的研究结果显示，党参的最佳切制工艺为：原药材，除去杂质，抢水洗净，洗净后，以水浸泡，水量以没过药材为度，浸泡 15 分钟，闷润 3 小时，切成厚度为 2~4mm 的薄片，50℃下干燥，筛去碎屑。

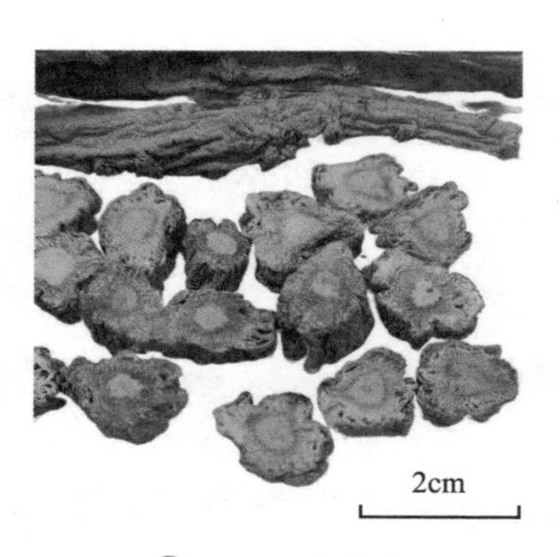

图 2–10　生党参

2. 党参粉末

党参药材洗净，干燥，粉碎成细粉（图 2–11）。可直接食用或添加到药物中。

3. 党参炮制饮片

党参炮制饮片有米炒党参、麸炒党参、蜜炙党参、酒炙党参、米炙党参、土炒党参等。

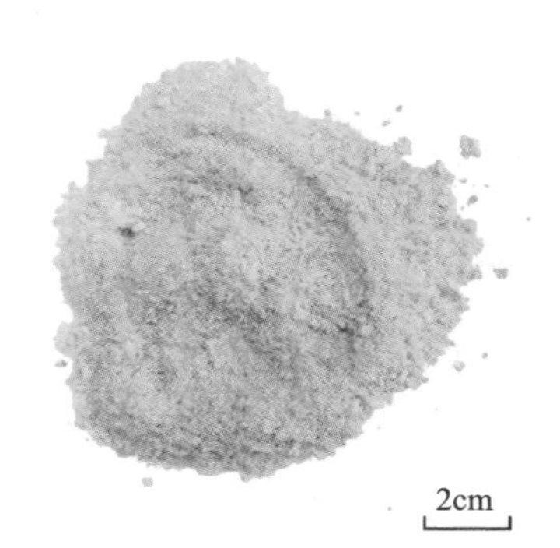

图 2-11 党参粉末

（1）米炒党参：米炒党参为党参的传统炮制品，增强和胃、健脾、止泻的功能（图 2-12）。制作米炒党参的古法为“上党参（元米炒三钱）”。现代炮制工艺：将大米置热的炒药锅内，用中火加热至米冒烟时，投入党参片拌炒，至表面呈深黄色时取出，筛去米，放凉，偶有焦斑。每 100kg 党参片用米 20kg。

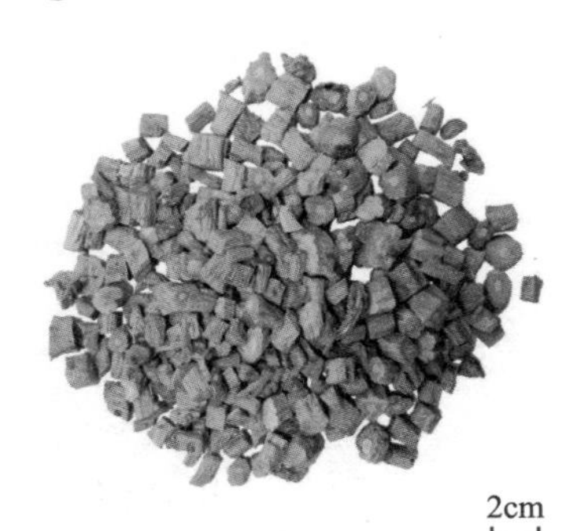

图 2-12 米炒党参

（2）麸炒党参：传统麸炒党参大多凭借经验对炮制品进行判断，质量参差不齐。宋英等通过析因设计——效应面法优化党参饮片炮制工艺的研究，结果显示最佳炮制工艺为：党参药材，除去杂质，洗净，闷透，切厚片，干燥，将锅烧热，将麦麸均匀撒入锅中，至起烟时加入党参片，迅速翻动，炒至药物表面色变深时取出，筛去麦麸，放凉。每 100kg 党参片用麦麸 10kg。麸炒党参炒制温度为 250℃，炒制时间为 1

分钟（图 2–13）。

（3）土炒党参：先将灶心土置锅内炒松，倒入党参咀，用中火炒至表面呈土黄色，闻到党参香气为度，取出，筛去土，放凉。每 100kg 党参咀用灶心土 30kg。

（4）藿香炒：《马培之医案》中记载："潞党参（藿香炒）。"

（5）蜜炙党参：制作蜜炙党参的古法有"蜜拌蒸熟""蜜炙"等。现代炮制工艺研究中，高霞等对蜜炙党参炮制新工艺的研究得出优选的炮制工艺为：采用炼蜜将鲜党参片闷润，微波干燥 2 分钟后，置烘箱 110℃条件下干燥（图 2–14）。

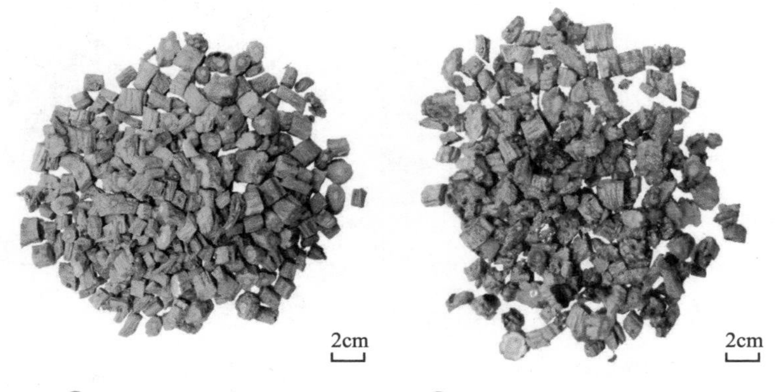

图 2–13　麸炒党参　　图 2–14　蜜炙党参

（6）米炙党参：米炙党参在《神仙济世良方》中即有记载，"葛真人制党参代人参法：要真潞党，河南、陕西者不用。用盘盛之，加大米数撮，用碗盖好，蒸三次，换米三次"。现代炮制工艺研究中，罗春丽等以抗应激作用作为评价指标，用米为辅料，研究不同工艺制备米党参，得出以米汤炙、60℃烘干法炮炙所得米炙党参要优于传统米炒党参。具体炮制工艺为：取1kg党参片，用适量米汤拌匀，闷润至药透汁尽，60℃烘干，取出，放凉。米汤制备方法为1kg粳米加2kg水，熬至米无白心，过滤即得。每1kg党参片用米200g。

（7）酒炙党参：取党参用米酒拌匀，放置1小时，炒干或烘干。每100kg党参用米酒1.5kg。

（8）姜汁制：《马培之医案》中记载："党参（姜汁）。"《王旭高临证医案》中记载："党参（姜汁炒）。"

（三）党参各饮片质量标准

党参各饮片质量标准收载于《中国药典》2020年版一部（表2-2）。

表2-2　党参各饮片质量标准

品名	炮制	规格	收载标准	检验项目
党参	—	药材	《中国药典》2020年版一部	性状、显微鉴别、水分、总灰分、二氧化硫残留量、浸出物
党参片	切制	饮片	《中国药典》2020年版一部	性状、显微鉴别、水分、总灰分、二氧化硫残留量、浸出物
米炒党参	炒制	饮片	《中国药典》2020年版一部	性状、显微鉴别、水分、总灰分、二氧化硫残留量、浸出物

三、党参产地加工与炮制一体化

党参可食用，也可药用。鲜党参和药材均可食用，临床入药则多为炮制品。党参炮制品多以干药材为原料，加工时需要进行闷润，耗时、费力，因此药农及不法商人为了追求经济利益而简化程序的情况时有发生，造成党参药材或饮片质量差异较大。

如何从加工源头控制党参药材及饮片的质量，最大限度地保留党参的活性成分，以使其发挥最佳疗效成为近年来人们关注的热点。因此如何运用现代干燥技术，如微波、太阳能烘干等，以提高加工效率和保证药材品质为目的，构建基于鲜党参的产地加工炮制一体化技术，是保证党参药材品质的关键，也是推动党参产业可持续发展的必经之路，当务之急。一方面要从药材初加工源头降低活性成分的损失，保证党参药材商品的安全性、有效性、标准性、道地性。另一方面要满足党参国际国内用药发展需求。

近期有报道显示，将新鲜党参，采用烘箱干燥至五成干时，进一步对其进行切制、干燥以及炮制，直接制得党参生饮片、米炒党参和蜜炙党参。研究发现，以基于鲜药材的产地加工炮制一体化技术所获得的党参饮片（党参生饮片、米炒党参、蜜炙党参）中醇浸物、水浸物、多糖、总黄酮、党参炔苷和苍术内酯Ⅲ的含量均高于传统工艺所制得的饮片。传统从产地加工到炮制供临床使用的产品至少需要 2~3 个月的时间，这种产地加工炮制一体化技术可以将时间缩短到 3~5 天，而且具有切片容易、切制过程中不渗汁、无掉渣、断面平整、饮片美观的特点，不仅从整体上提高党参的有效利用率，也从源头上避免药材资源的损失。党参的产地加工炮制一体化技术为实现党参饮片加工标准化、规范化、规模化提供了技术支持。

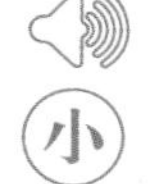

小贴士

产地加工与炮制一体化技术

随着中药产业的不断发展和对中药生产加工方法的创新研究，逐渐形成了针对某些来源和性质的药材在产地直接加工成饮片的方法，即将鲜药材进行干燥→切片→再干燥的处理。这种将产地初加工与炮制相结合的中药生产技术称为产地加工与炮制一体化技术。

四、党参深加工产品

如何从“党参药材”成为“党参产品”。

党参化学成分的研究报道较多，主要成分有苯丙素苷类、甾体类、萜类、低聚糖、多糖及其苷类、挥发油、氨基酸、微量元素、酚酸类、有机酸类物质、生物碱类及其他成分。

苯丙素苷类化合物是从党参中分离得到的一类较为特殊的化合物，党参中最重要的木脂素即为党参苷，具有抗炎、抗癌以及免疫调节等多种生理活性。

党参中分离得到的甾体类物质主要有：α–菠甾醇，α–菠甾醇–β–D–葡萄糖苷，α–菠甾酮△7–豆甾烯醇豆甾酮、豆甾醇–β–D–葡萄糖苷、豆甾烯酮、豆甾烯醇–β–D–葡萄糖苷、α–菠甾–7,22–双烯–3–酮、豆甾–5,22–双烯–3–酮、△7–豆甾烯–3–酮，结构见表 2–3，母核结构见图 2–15。

表 2–3　党参属植物中甾类化合物

序号	化学名称	母核	R_1	R_2	R_3	R_4	植物来源
1	α–菠甾醇	A	OH	α–H	—	—	党参，川党参
2	α–菠甾醇–β–D–葡萄糖苷	A	O–β–D–glu	α–H	—	—	党参，川党参
3	α–菠甾 –7,22–双烯 –3–酮	A	=O	β–H	—	—	党参，川党参
4	Δ^7–豆甾醇	A	OH	α–H	H	H	党参
5	Δ^7–豆甾醇–葡萄糖苷	A	O–β–D–Glu	α–H	H	H	党参
6	豆甾–7,22–二烯–3–酮	A	=O	β–H	—	—	川党参
7	Δ^7–豆甾–7–烯–3–酮	B	—	α–H	H	H	党参
8	$\Delta^{5,22}$–豆甾醇	C	OH	H	—	—	党参
9	豆甾醇 –β–D–葡萄糖苷	C	O–β–D–Glu	H	—	—	党参
10	豆甾 –5,22–双烯–3–酮	C	=O	β–CH_3	—	—	党参
11	豆甾–7–烯 –3–酮	C	—	—	—	—	党参
12	豆甾–7,22–二烯–3–醇	C	—	—	—	—	党参

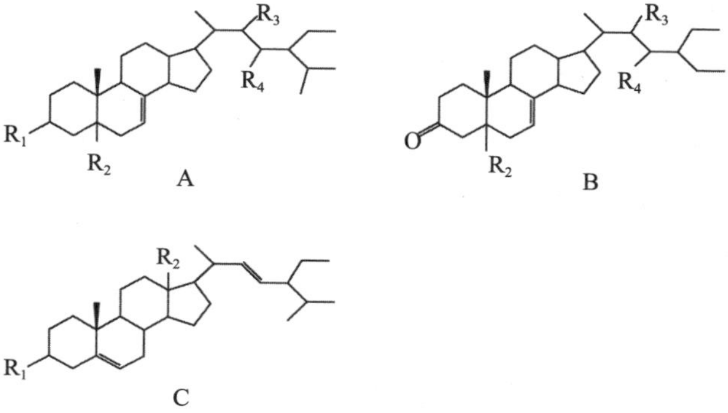

图 2-15　党参属甾类化合物母核结构

党参中的萜类化合物主要有苍术内酯Ⅱ、苍术内酯Ⅲ、蒲公英萜醇乙酸酯、蒲公英萜醇、木栓酮，可明显增强超氧化物歧化酶（SOD）对 O^{2-} 自由基的清除作用，从而达到延缓衰老、抗辐射损伤的目的，其中苍术内酯Ⅲ具有明显抗炎的作用。

党参中的糖类物质包括多糖和低聚糖类，党参中分离纯化得到的均一性果胶多糖 CPP1a、CPP1b 和 CPP1c 均表现出了显著的免疫活性和抗肿瘤活性。其中，党参酸性果胶多糖 CPP1b 结构如图 2-16 所示。

A　B　C　D

I　II

→ 4)-α-D-Gal*p*A3Ac-(1 → 6)-α-D-Gal*p*3Ac4NAc-(1 → 2)-β-L-Rha*p*-(1 → 2)-β-L-Rha*p*-(1 →

2

↑

1

α-L-Ara*p*

E

图 2-16　CPP1b 的结构

党参自古就以“味甜者为佳”，党参中具有甜味的低聚糖显示出显著的抗氧化及免疫调节活性。党参中的低聚糖聚合度为 2~7。党参低聚糖质谱图见图 2–17。

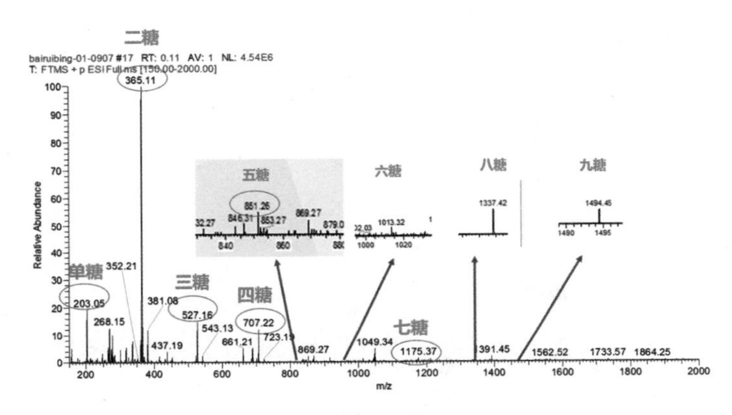

图 2–17　党参低聚糖质谱图

（一）含党参中成药

截至目前，含有党参的中成药共有 300 多种，如生脉片、生脉颗粒、蛤蚧党参膏、复方党参片、党参固本丸、党参养荣丸、生脉饮、十八味党参丸、党参理中丸等，多具有活血化瘀、补益补气的功效，常用于治疗脾胃虚弱，气阴两亏，虚热盗汗等。部分临床常用含党参中成药如下所示。

❶ 生脉片

【组成】党参、麦冬、五味子。

【功效主治】益气复脉，养阴生津。用于治疗气阴两亏，心悸气短，脉微自汗。

❷ 生脉颗粒（党参方）

【组成】党参、麦冬、五味子。

【功效主治】益气，养阴生津。用于治疗气阴两亏，心悸气短，自汗。

❸ 蛤蚧党参膏

【组成】党参、蛤蚧。

【功效主治】健脾胃，补肺肾，补中益气，益精助阳，止咳定喘。用于脾胃虚弱，肺气不足，体倦乏力及虚劳喘咳的辅助治疗。

❹ 复方党参片

【组成】党参、丹参、当归、北沙参、金果榄。

【功效主治】活血化瘀，益气宁心。用于治疗心肌缺血引起的心绞痛、胸闷等。

❺ 党参固本丸

【组成】党参、天冬、麦冬、地黄、熟地黄。

【功效主治】益气养阴，补肺滋肾。用于治疗肺痨咳嗽，虚热盗汗。

（二）含党参食品

党参自古以来就有食用的历史，有研究表明，64.95% 的人曾食用过党参。目前比较常见的党参食品有：党参煲鸡（药膳鸡）、党参靓汤、党参酒、党参茶、党参粥、党参锅巴、党参猪心汤、党参调味料、党参蒸肉饼、党参膏、党参蜂蜜、党参饼干、党参咸菜、党参泡茶、党参蜜饯、党参夹心点心，以及含党参的月饼、火锅、砂锅、米稀等。

在我国广东、香港、台湾、重庆、四川、甘肃、云南等地，常用党参作为日常煲汤的重要原料。

新加坡、马来西亚、澳大利亚、美国、越南、泰国、韩国、日本、朝鲜等国家也有食用党参的历史，特别是新加坡、马来西亚等东南亚国家的肉骨茶和养生茶等日常餐饮菜和汤里均添加党参。几种常见的党参食品做法如下。

❶ 党参煨乌鸡

【制法】乌鸡块、党参段、大枣、白砂糖、姜片、食盐、水按比例放入蒸煮锅内，水沸后煨制30~40分钟，出锅冷却。

【功效】此法制成的党参煨乌鸡较为美味、营养，补中益气，活血调经。

❷ 黄芪党参红茶保健粗粮饼干

【制法】黄芪粉、党参粉、红茶粉、小米粉、燕麦粉、低面筋粉按照一定比例混匀，加入牛奶、蜂蜜以及水，制成面团，手工成型后，于烤箱中烤熟即成。

【功效】此法制成的黄芪党参红茶保健粗粮饼干易于消化吸收，具有健脾养胃、提高免疫力的保健功效。

❸ 党参地瓜饼

【制法】由地瓜粉、白砂糖粉、熟猪油、开水等制成。党参粉按照一定比例混合制成地瓜党参皮，莲蓉、椰蓉剁成馅，制成饼坯，于烘箱中上火220℃，下火190℃烘烤5分钟左右。

【功效】此法制成的党参地瓜饼口感极佳，可调节身体，益精补肾。

（三）含党参保健品

截止目前，含党参保健品有179种，主要具有增强免疫力、改善营养性贫血、缓解体力疲劳、抗疲劳、保护胃黏膜、延缓衰老等功效。其中，主要发挥免疫调节的保健品有88种，主要改善营养性贫血的保健品有41种，主要缓解体力疲劳的保健品有23种。部分常用的含有党参的保健品如下所示。

❶ 党参黄芪口服液

【组成】燕窝、鲜鸡、黄芪、党参、当归、枸杞子、大枣、熟地黄、乳酸亚铁、蔗糖。

【功效】增强免疫力、改善营养性贫血。

❷ 阿胶人参党参地黄口服液

【组成】阿胶、人参、党参、熟地黄、大枣、山楂、蔗糖、纯净水。

【功效】增强免疫力。

❸ 阿胶党参地黄陈皮人参浆

【组成】阿胶、党参、熟地黄、陈皮、人参、白砂糖、纯化水。

【功效】增强免疫力。

❹ 阿胶枸杞党参地黄口服液

【组成】阿胶、枸杞子、熟地黄、党参、白砂糖、纯化水。

【功效】增强免疫力。

❺ 长白山不老酒

【组成】白酒、人参、五味子、党参、黄芪、鹿茸。

【功效】延缓衰老。

❻ 金安生命泉口服液

【组成】黄芪、党参、酸枣仁、玉米须、苦瓜、赤小豆、决明子等。

【功效】调节血脂、对化学性肝损伤有辅助保护作用。

（四）含党参化妆品

党参被收入《已使用化妆品原料名称目录》，目前含党参成分化妆品约有641种，均属于非特殊类化妆品。主要有以党参根粉为主要功效成分，配以辅料、防腐剂等制成的面膜、亮肤水、足膜贴等，或以党参提取物为主要功效成分，配以辅料、防腐剂等制成的护肤霜、眼霜、精华液、原液等。几种常见的含党参化妆品如下。

❶ 党参面膜

【组成】番红花、雪莲花、水解玉米淀粉、蚕丝粉、珍珠粉、党参、益母草等。

【功效】保湿、抗氧化、美白、舒缓。

❷ 党参精华乳

【组成】党参、角鲨烷、生育酚乙酸酯、五味子、牛蒡子等。

【功效】保湿、抗氧化。

❸ 党参足浴粉

【组成】党参、当归、秦艽、川芎、羌活。

【功效】抗氧化、美白。

第三节
如何鉴别党参的真伪优劣

一、历版《中国药典》收载情况

《中国药典》自1963年版开始，每版均收载党参药材及其饮片，检验项目从最初的只有性状鉴别、显微鉴别，到现在的薄层鉴别、浸出物、水分、灰分等，质量控制方法逐步完善和提升。历版《中国药典》收载党参质量标准概况见表2–4。

表2–4 历版《中国药典》收载党参质量标准情况

版次	来源	鉴别	检查	浸出物	饮片
1963年版	党参	性状鉴别	无	无	党参（切片） 米党参（段）
1977年版	党参	性状鉴别 显微鉴别	无	无	党参（切断）
1985年版	党参	性状鉴别 显微鉴别	无	无	党参（切厚片）
1990年版	党参 素花党参 川党参	性状鉴别 显微鉴别	无	增加	党参（切厚片）

续表

版次	来源	鉴别	检查	浸出物	饮片
1995年版	党参 素花党参 川党参	性状鉴别 显微鉴别	无	有	党参（切厚片）
2000年版	党参 素花党参 川党参	性状鉴别 显微鉴别	无	有	党参（切厚片）
2005年版	党参 素花党参 川党参	性状鉴别 显微鉴别 薄层鉴别 （党参炔苷）	无	有	党参（切厚片）
2010年版	党参 素花党参 川党参	性状鉴别 显微鉴别 薄层鉴别 （党参炔苷）	水分 总灰分 二氧化硫 残留量 （增订）	有	党参片（切厚片） 米党参（片）
2015年版	党参 素花党参 川党参	性状鉴别 显微鉴别 薄层鉴别 （党参炔苷）	水分 总灰分 二氧化硫 残留量	有	党参片（切厚片） 米党参（片）
2020年版	党参 素花党参 川党参	性状鉴别 显微鉴别 薄层鉴别 （党参炔苷）	水分 总灰分 二氧化硫 残留量	有	党参片（切厚片） 米党参（片）

二、党参质量评价

（一）党参现行质量标准

2020版《中国药典》收载的党参质量评价方法如下所示。

1. 性状鉴别

性状鉴别即用眼看、手摸、鼻闻、口尝等直观的方法来鉴别药材的外观形状。此法是几千年来劳动人民鉴别药材的宝贵经验总结，具有简单、易行及迅速的特点。内容主要涉及八个方面，分别为：性状、大小、表面、颜色、质地、断面、气、味。党参药材及其饮片可通过该法辨别质量。

党参 *Codonopsis pilosula*（Franch.）Nannf. 呈长圆柱形，稍弯曲，长10~35cm，直径0.4~2cm。表面灰黄色、黄棕色至灰棕色，根头部有多数疣状突起的茎痕及芽，每个茎痕的顶端呈凹下的圆点状；根头下有致密的环状横纹，向下渐稀疏，有的达全长的一半，栽培品环状横纹少或无；全体有纵皱纹和散在的横长皮孔样突起，支根断落处常有黑褐色胶状物。质稍柔软或稍硬而略带韧性，断面稍平坦，有裂隙或放射状纹理，皮部淡棕黄色至黄棕色，木部淡黄色至黄色。有特殊香气，味微甜。

素花党参 *Codonopsis pilosula* Nannf. var. *modesta*（Nannf.）L. T. Shen 长10~35cm，直径0.5~2.5cm。表面黄白色至灰黄色，根头下致密的环状横纹常达全长的一半以上。断面裂隙较多，皮部灰白色至淡棕色。

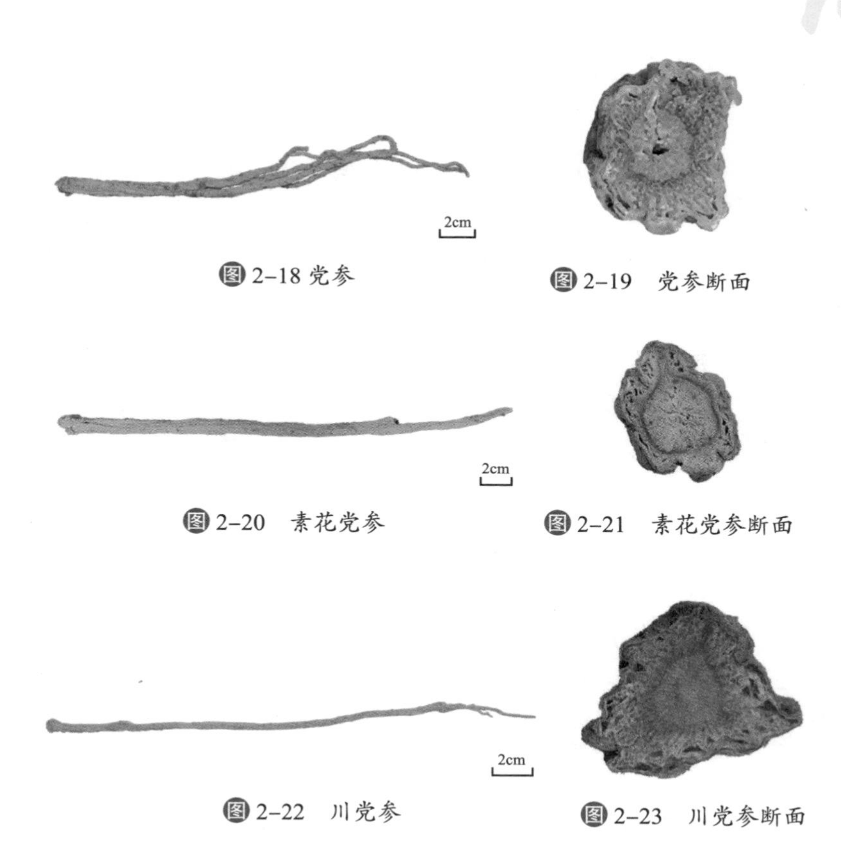

图 2-18 党参

图 2-19 党参断面

图 2-20 素花党参

图 2-21 素花党参断面

图 2-22 川党参

图 2-23 川党参断面

川党参 *Codonopsis tangshen* Oliv. 长 10~45cm，直径 0.5~2cm。表面灰黄色至黄棕色，有明显不规则的纵沟。质较软而结实，断面裂隙较少，皮部黄白色。

2. 显微鉴别

党参横切面木栓细胞数列至十数列，外侧有石细胞，单个或成群。栓内层窄。韧皮部宽广，外侧常现裂隙，散有淡黄色乳管群，并常与筛管群交互排列。形成层成环。木质部导管单个散在或数个相聚，呈放射状排列。薄壁细胞含菊糖。

3. 薄层鉴别

取党参粉末 1g，加甲醇 25ml，超声处理 30 分钟，滤过，滤液蒸干，残渣加水 15ml 使溶解，通过 D101 型大孔吸附树脂柱（内径为 1.5cm，柱高为 10cm），用水 50ml 洗脱，弃去水液，再用 50% 乙醇 50ml 洗脱，收集洗脱液，蒸干，残渣加甲醇 1ml 使溶解，作为供试品溶液。另取党参炔苷对照品，加甲醇制成每 1ml 含 1mg 的溶液，作为对照品溶液。照薄层色谱法（通则 0502）试验，吸取供试品溶液 2~4μl、对照品溶液 2μl，分别点于同一高效硅胶 G 薄层板上，以正丁醇 – 冰醋酸 – 水（7 ∶ 1 ∶ 0.5）为展开剂，展开，取出，晾干，喷以 10% 硫酸乙醇溶液，在 100℃加热至斑点显色清晰，分别置日光和紫外光灯（365nm）下检视。供试品色谱中，在与对照品色谱相应的位置上，显相同颜色的斑点或荧光斑点。

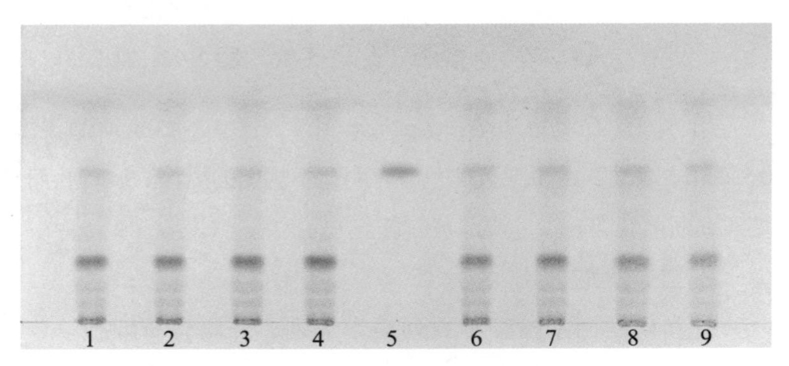

图 2–24 党参（Codonopsis Radix）薄层鉴别图（日光下）
1、2、3、4、6、7、8、9：党参；5：党参炔苷

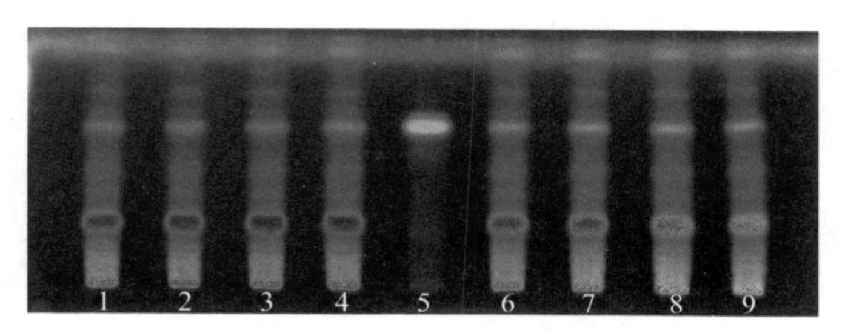

图 2-25　党参（Codonopsis Radix）薄层鉴别图（365nm 下）
1、2、3、4、6、7、8、9：党参；5：党参炔苷

4. 党参的检查项

《中国药典》规定了对党参药材的水分、总灰分和二氧化硫残留量的测定方法和限量。

（1）水分：根据药典通则 0832“水分测定法”第二法（烘干法）测定。取供试品 2~5g，平铺于干燥至恒重的扁形称量瓶中，厚度不超过 5mm，疏松供试品不超过 10mm，精密称定，开启瓶盖在 100~105℃干燥 5 小时，将瓶盖盖好，移置干燥器中，放冷 30 分钟，精密称定，再在上述温度干燥 1 小时，放冷，称重，至连续两次称重的差异不超过 5mg 为止。根据减失的重量，计算供试品中含水量（%），应不得过 16.0%。

（2）总灰分：根据药典通则 2302“灰分测定法”中总灰分的测定方法测定。将党参粉碎，使能通过二号筛，混合均匀后，取供试品 2~3g，置炽灼至恒重的坩埚中，称定重量（准确至 0.0lg），缓缓炽热，注意避免燃烧，至完全炭化时，逐渐升高温度至 500~600℃，使完全灰化并至恒重。根据残渣重量，计算供试品中总灰分的含量（%），应不得过5.0%。

（3）二氧化硫残留量：根据药典通则2331“二氧化硫残留量测定法”规定，可用酸碱滴定法、气相色谱法、离子色谱法分别作为第一法、第二法、第三法测定经硫黄熏蒸处理过的药材或饮片中二氧化硫的残留量。可根据具体品种情况选择适宜方法进行二氧化硫残留量测定，党参通常采用酸碱滴定法，测定结果应不得过400mg/kg。

5. 党参浸出物

照醇溶性浸出物测定法（通则2201）项下的热浸法测定，取供试品约2~4g，精密称定，置100~250ml的锥形瓶中，精密加45%乙醇50~100ml，密塞，称定重量，静置1小时后，连接回流冷凝管，加热至沸腾，并保持微沸1小时。放冷后，取下锥形瓶，密塞，再称定重量，用45%乙醇补足减失的重量，摇匀，用干燥滤器滤过，精密量取滤液25ml，置已干燥至恒重的蒸发皿中，在水浴上蒸干后，于105℃干燥3小时，置干燥器中冷却30分钟，迅速精密称定重量。除另有规定外，以干燥品计算供试品中水溶性浸出物的含量（%），应不得少于55.0%。

（二）党参现代质量评价方法

现代分析技术越来越多地应用于中药质量评价，有关党参的现代质量评价技术主要包括：超清显微鉴别、化学鉴别、光谱鉴别、指纹图谱鉴别以及党参功效成分含量测定等。

1. 超清显微鉴别

显微鉴别是借助于显微镜对党参主根的横切面，粉末组织、木栓细胞、石细胞、乳管群、导管、薄壁细胞、菊糖等特征进行鉴别的一种方法（图 2–26、图 2–27）。对比各类党参粉末特征结果发现，素花党参石细胞极多，川党参石细胞较少而淀粉粒较多，菊糖最多。党参乳汁管较素花党参和川党参多，与横切面观察到的韧皮部乳汁管群比例相符合。

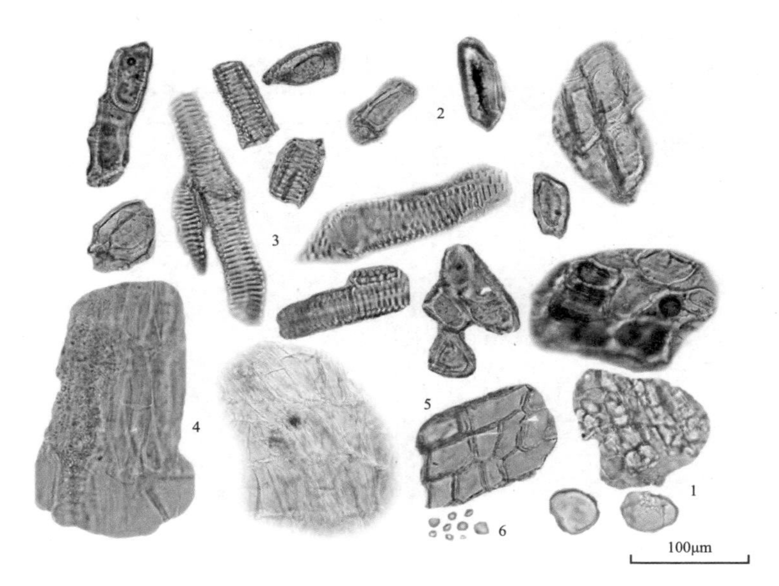

图 2–26　党参粉末显微特征图

1：菊糖；2：石细胞；3：导管；4：乳汁管；5：木栓细胞；6：淀粉粒

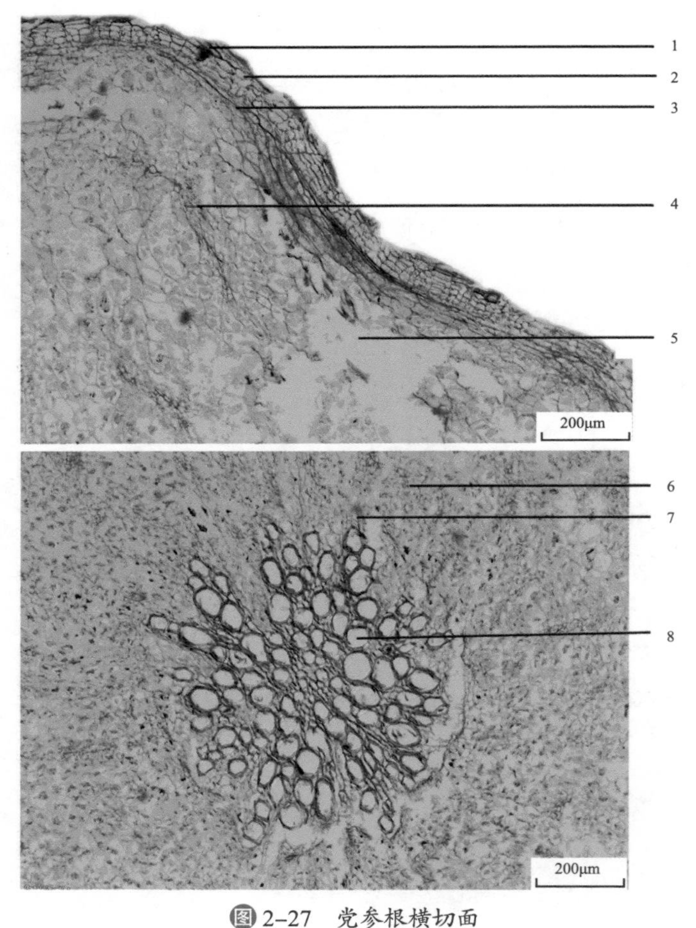

图 2-27 党参根横切面

1：石细胞；2：木栓层；3：栓内层；4：韧皮部乳管群；
5：裂隙；6：韧皮部筛管群；7：形成层；8：木质部

2. 化学鉴别

化学鉴别是指根据药物及其制剂所含成分的某些化学性质，采用化学的手段，对其有效成分、主要成分或特征性成分进行定性分析来鉴定药物真伪的方法。

植物甾醇及皂苷鉴别反应：取党参粉末 1g，于带塞三角瓶中，加乙醚 10ml，密塞，振摇数分钟，冷浸 1 小时，滤过。滤液置蒸发皿中，挥去乙醚，残渣加 1ml 醋酐溶解，取上清液于干燥试管中，沿管壁加入硫酸 1ml。党参提取液的两液界面呈棕色环，上层蓝色立即变为污绿色。

3. 指纹图谱鉴别

党参的指纹图谱鉴别技术包括高效液相色谱指纹图谱技术、红外光谱鉴别技术、电喷雾离子迁移谱鉴别等。

（1）高效液相色谱法（HPLC）：对三个基原的 56 个党参样品进行 HPLC 指纹图谱研究发现，指纹图谱技术可以用于不同来源党参的鉴别。对三个基原的 54 批次党参药材的 HPLC 指纹图谱相似度分析发现，指纹图谱技术可以区分潞党参与其他党参。HPLC 双波长指纹图谱也被用于党参的鉴别，分别在 267nm 和 323nm 双波长下标定了 26 个共有峰，其中 267nm 下有 17 个、320nm 下有 9 个。共有峰的峰面积之和占总峰面积的 90% 以上，该方法用于评价党参药材及饮片的品质具有一定的优势，双波长指纹图谱见图 2–28。

（2）红外光谱鉴别：红外光谱指纹图谱可快速区别不同产地、不同品种、不同生长年限的党参。研究发现，在 1739cm^{-1} 和 870~770cm^{-1} 处的吸收峰可以表征不同生长年限党参的质量；1426~1250cm^{-1} 的吸收峰的数目、形状及相对强度可用于鉴别不同产地的党参。

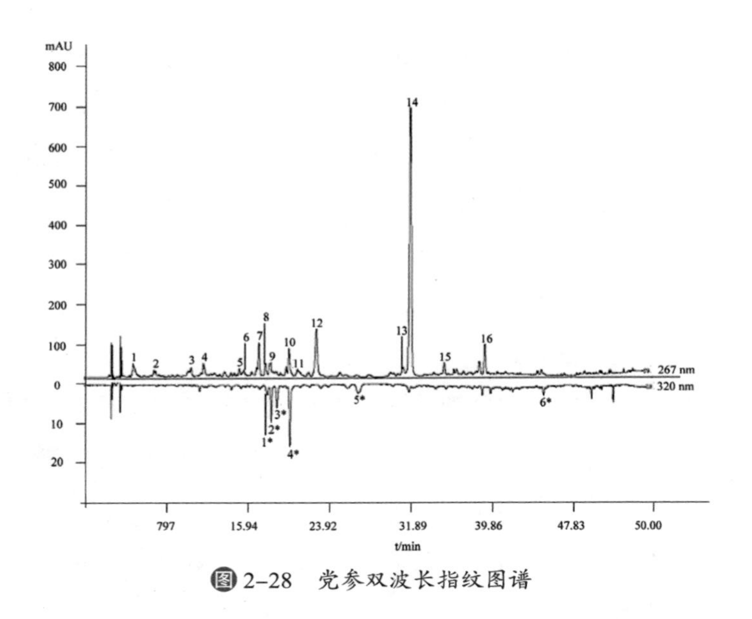

图 2–28 党参双波长指纹图谱

（3）电喷雾离子迁移谱鉴别：电喷雾离子迁移谱技术用于党参及其伪品的鉴别，可以区分党参及其易混伪品。

4.DNA 条形码鉴别技术

内部转录间隔区（ITS）、第二内部转录间隔区（ITS2）条形码可稳定、准确鉴别党参药材及其混伪品。

5. 党参的含量测定

《中国药典》（2020 年版）尚未规定党参中指标性成分的含量测定方法、党参多糖、党参低聚糖、萜类成分、总黄酮类以及党参炔苷、苍术内酯Ⅲ等均已证实具有显著的生理活性，大量文献报道了党参含量测定方法及不同品种和不同产地党参中这些成分组和有效成分的含量。

（1）党参多糖：以苯酚－硫酸法测定党参多糖含量，结果显示甘肃不同产地党参多糖含量为 18.38%~47.25%，山西产党参多糖含量为 25.09%~42.27%，川党参多糖含量为 13.85%~38.14%。

（2）党参低聚糖：党参低聚糖含量约占党参水提取的三分之一。党参低聚糖被证明具有显著的免疫调节和抗氧化活性。

（3）党参总黄酮：黄酮类化合物是党参药材中的活性成分，有报道采用分光光度测定法测得不同生长年限川党参中总黄酮含量为 0.054%~0.178%。

（4）党参炔苷：党参炔苷具有抗癌、抗菌、抗炎、镇静、降压、保护胃黏膜等作用，广泛存在于党参中，可作为党参研究的指标性成分。采用 HPLC 法测得甘肃不同地区党参中党参炔苷含量为 2.95%~6.53%，且渭源、临洮两地党参炔苷含量要高于漳县。但也有学者参照国家《七十六种药材商品规格标准》，对 54 批不同商品等级白条党参中党参炔苷含量测定发现含量差异无统计学意义，其中一等品党参的党参炔苷含量最低，平均值为 0.447mg/g；二等品党参的党参炔苷平均值为 0.480mg/g；三等品党参的党参炔苷含量最高，为 0.517mg/g。商品等级与党参炔苷含量呈负相关，商品等级越高，党参炔苷含量越低。

（5）苍术内酯Ⅲ：苍术内酯Ⅲ具有明显的抗炎活性，可应用于党参质量评价。有报道用高效液相色谱联合二级管阵列检测器（DAD）或蒸发光散射检测器（ELSD）测定党参中苍术内酯的含量，结果表明党参中苍术内酯Ⅲ的含量约为22.4~88.2μg/g。

三、党参药材安全性控制

中药安全性评价研究对实现中药现代化与国际化显得尤为重要。党参为常用大宗药材，可食用药用，对其进行毒理学安全性研究是十分必要的。党参药材农药残留、重金属及有害元素、二氧化硫残留量和植物生长调节剂检测以及党参毒理研究，为系统性、多维度评价党参药材质量提供了支撑。

（一）农药残留

种植党参过程中存在管理方式混乱，农药、化肥不规范施入，病虫害等问题，严重影响了党参的品质及产量，阻碍了党参产业的可持续健康发展。党参常见病虫害有党参根腐病、党参锈病、蚜虫类、地老虎等，因此药农会使用农药来进行防治，对药材的质量造成一定的影响。农药残留主要分为有机氯类、有机磷类和拟除虫菊酯类三种类型。

1. 有机氯类

有研究采用固相萃取－毛细管气相色谱分析方法测定了党参药材中15种有机氯农药残留量，发现党参的农药残留量较高，且以六氯环己烷、双对氯苯基三氯乙烷涕居多。由于我国已经禁止使用这两种农药，而样品中含量较高，推测原因可能是：药材在生长过程中在土壤和水中吸收，或是保存过程中为防腐使用了这些农药。采用毛细管气相色谱法测定不同产地党参中有机氯类农药残留量，测定结果显示党参中有机氯农药残留严重超标，其中以五氯硝基苯（PCNB）残留量超标最为常见。这可能与党参种植过程中常用PCNB作为土壤消毒剂有关。甘肃不同产地的党参药材中有机氯类农药残留量均符合《药用植物及制剂进出口绿色行业标准》（原中华人民共和国对外贸易经济合作部）规定，说明甘肃省政府多年一直重视中药材规范化种植，大力加强政策扶植及资金投入，广泛倡导中药材病虫害生物防治工作已起到成效。

2. 有机磷类

针对党参药材种植过程中常用或涉及使用的8种有机磷类农药，采用分散液相微萃取联合液相色谱－质谱法对贵州省7个不同产地的党参样品进行检测，结果显示部分产地中有乐果、敌敌畏、马拉硫磷、二嗪农4种有机磷农药被检出，但均低于食品安全国家标准中农药最大残留限量。

（二）重金属及有害元素分析

2020版《中国药典》尚未制定党参药材中重金属及有害元素限量标准，因药材中重金属及有害元素直接关系到党参药材的用药安全，越来越多的人关注药材中的重金属及有害元素限量。2020版《中国药典》及部分国家和地区的相关标准中对中药材及中草药产品有害元素的限量见表2–5。

表 2–5　各标准对中药材及中草药产品有害元素的限量要求（$mg \cdot kg^{-1}$）

标准	铅	镉	砷	汞	铜
《中国药典》	5	1	2	0.2	20
《药用植物材料质量控制方法修订草案（2005 年）》	10	0.3	/	/	/
《美国药典》	5	0.3	2	0.2	/
《欧洲药典》	5	1	/	0.1	/
《德国药典》	5	0.2	/	0.1	/
《香港中药材标准》	5	1	2.0	0.2	/
《马来西亚传统药物产品的质量控制测试规范》	10	0.3	5	0.5	/
《韩国药典》	5	0.3	3	0.2	/
《药用植物及制剂进出口绿色行业标准》	5	0.3	2	0.2	20
《中医药 – 中药材重金属限量》国际标准	10	2	4	3	1

因党参已列入国家食药物质试点，按照 GB5009.11–2014（食品中总砷及无机砷的测定）、GB5009.12–2023（食品中铅的测定）、GB5009.17–2021（食品中总汞及有机汞的测定）、GB5009.15–2023（食品中镉的测定）、GB5009.13–2017（食品中铜的测定）等方法进行测定，重金属及有害元素限量均不能超过国家标准（GB2762–2017 食品安全国家标准　食品中污染物限量）规定。

（三）二氧化硫残留量

通过对国内不同地区（山西、陕西、甘肃、青海、宁夏、辽宁、吉林、内蒙古、新疆、河南、湖北、四川、重庆、贵州、云南、西藏、广东、香港）和国外（朝鲜、韩国、俄罗斯）65 批党参中二氧化硫残留量的测定，发现有 27 批次党参二氧化硫残留量超过 2015 年版《中国药典》的规定，占总量的 41.54%，最高达 1762.27mg/kg，其中有 5 批收集自国外、1 批收集自中国香港地区的样品未超标。党参中二氧化硫残留量较大，可能影响用药安全。

（四）植物生产调节剂

我国尚未规定植物生长调节剂的限量。但党参药材种植环节，有使用氯化胆碱、矮壮素、缩节胺、3–吲哚乙酸等生长调节剂的现象。

喷洒壮根灵可使党参单位种植面积的产量提高，但单位质量的浸出物维持不变，也有研究证实使用植物生长调节剂较没有使用植物生长调节剂的党参中党参炔苷含量要低一些。图 2–29 为党参药材中常见的植物生长调节剂的检出 MRM 图，由图中可见，党参药材主要有氯化胆碱、矮壮素、缩节胺、3–吲哚乙酸残留。

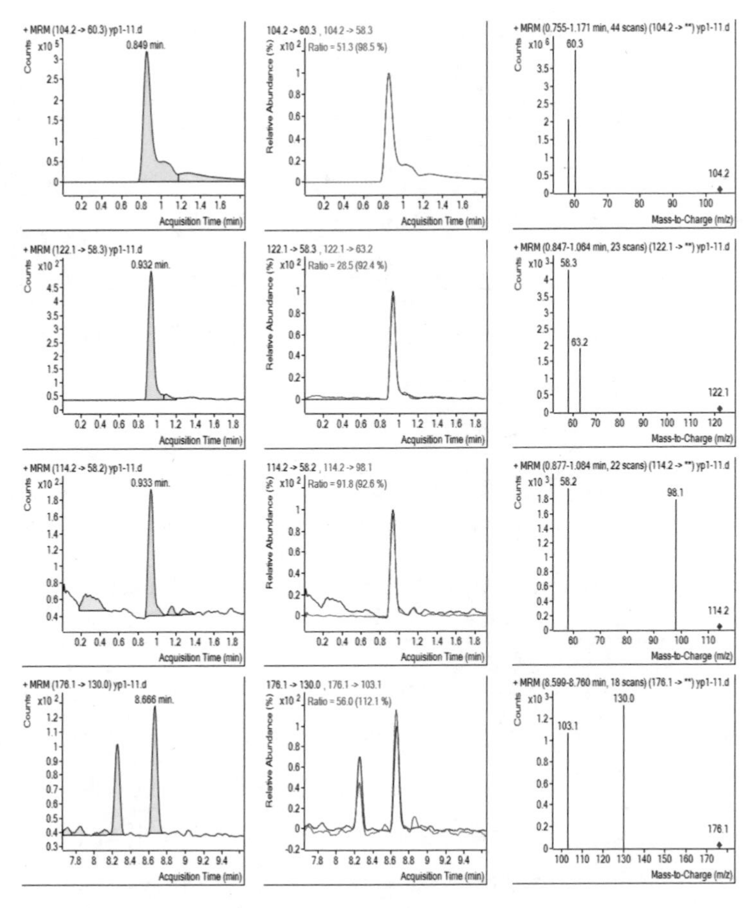

图 2-29　党参药材中常见植物生长调节剂的检出 MRM 图

（五）党参毒理研究

国内有学者以党参破壁粉粒对小鼠进行急性毒性试验，未见急性毒性反应；以党参多糖对小鼠进行急性毒性试验，并分别采用了单次静脉注射给药、腹腔注射给药和灌胃给药，连续观察 2 周，均未发现毒性反应，表明党参多糖无毒。党参多糖口服液的长期毒性试验研究表明，党参多糖口服液对大鼠血液、血生化指标、体质量和脏器组织均无明显毒性影响。党参提取物急性经口毒性试验、遗传毒性试验以及亚慢性毒性试验均未见明显毒性作用。

四、党参的商品规格与等级划分

商品规格和等级是市场上中药材定价的重要依据，也是评价中药材品质的重要标志，可作为衡量和评价药材质量优劣的标准。党参主要以源于道地产区、条大粗壮、皮松肉紧、有狮子盘头及横纹、质柔润、味香甜、嚼之无残渣者为佳。

2019 年版《中药材商品规格等级标准汇编》将目前市场上的主流党参药材划分为潞党参、白条党参、纹党参和板桥党参四个规格，在规格项下根据是否进行等级划分分成“选货”和“统货”，在“选货”项下根据芦头下直径进行等级划分，具体见表 2–6。图 2–30 为党参部分规格标准。

表 2-6　党参商品规格等级

规格	来源	主要分布和栽培区域	等级		性状描述				
					共同点	区别点			
						根头下的环状横纹	纵皱纹	皮孔样突起	芦头下直径（cm）
潞党参	党参 *Codonopsis pilosula* (Franch.) Nannf. 的干燥根	山西省长治市壶关县、平顺县，晋城市陵川县及其周边地区	选货	一等	呈长圆柱形。表面灰黄色、黄棕色至灰棕色，有“狮子盘头”。质稍柔软或稍硬而略带韧性。断面稍平坦，有裂隙或放射状纹理，皮部淡棕黄色至黄棕色，木部淡黄色至黄色。有特殊香气，味微甜	少或无	不明显	散在，不明显	≥ 0.9
				二等					0. 6~0. 9
				三等					0. 4~0. 6
			统货						大小不等

续表

规格	来源	主要分布和栽培区域	等级		性状描述				
					共同点	区别点			
						根头下的环状横纹	纵皱纹	皮孔样突起	芦头下直径（cm）
白条党参	党参 *Codonopsis pilosula* (Franch.) Nannf. 的干燥根	甘肃省定西市渭源县、陇西县、临洮县及其周边地区	选货	一等	呈长圆柱形。表面灰黄色、黄棕色至灰棕色，有“狮子盘头”。质稍柔软或稍硬而略带韧性。断面稍平坦，有裂隙或放射状纹理，皮部淡棕黄色至黄棕色，木部淡黄色至黄色。有特殊香气，味微甜	少或无	不明显	散在，不明显	≥ 0.9
				二等					0. 6~0. 9
				三等					0. 4~0. 6
			统货						大小不等

续表

规格	来源	主要分布和栽培区域	等级		性状描述				
					共同点	区别点			
						根头下的环状横纹	纵皱纹	皮孔样突起	芦头下直径（cm）
纹党参	素花党参 *Codonopsis pilosula* Nannf. var. *modesta*（Nannf.）L. T. Shen 的干燥根	甘肃省陇南市文县、礼县、武都区、宕昌县、舟曲县，四川省九寨沟县、平武县及周边地区	选货	一等	呈圆锥形。表面黄白色至灰黄色，有“狮子盘头”。质稍柔软或稍硬而略带韧性。断面稍平坦，裂隙较多，有放射状纹理，皮部灰白色至淡棕色。有特殊香气，味微甜	有致密横纹，常达全长的一半以上	不明显	散在，不明显	≥ 1.3
				二等					1.0~1.3
				三等					0. 5~1. 0
			统货						大小不等

续表

规格	来源	主要分布和栽培区域	等级		性状描述				
					共同点	区别点			
						根头下的环状横纹	纵皱纹	皮孔样突起	芦头下直径（cm）
板桥党参	川党参 *Codonopsis tangshen* Oliv. 的干燥根	湖北省恩施市板桥镇及其周边地区	选货	一等	呈圆锥形。表面灰黄色至黄棕色，有“狮子盘头”。质稍柔软或稍硬而略带韧性。断面稍平坦，裂隙较少，有放射状纹理，皮部黄白色。有特殊香气，味微甜	少或无	明显不规则的纵沟	散在，突起明显	≥ 1.0
				二等					0. 7~1. 0
				三等					0. 5~0. 7
			统货						大小不等

注：各等级党参都要求无油条、虫蛀、霉变，且杂质不得过 3%。

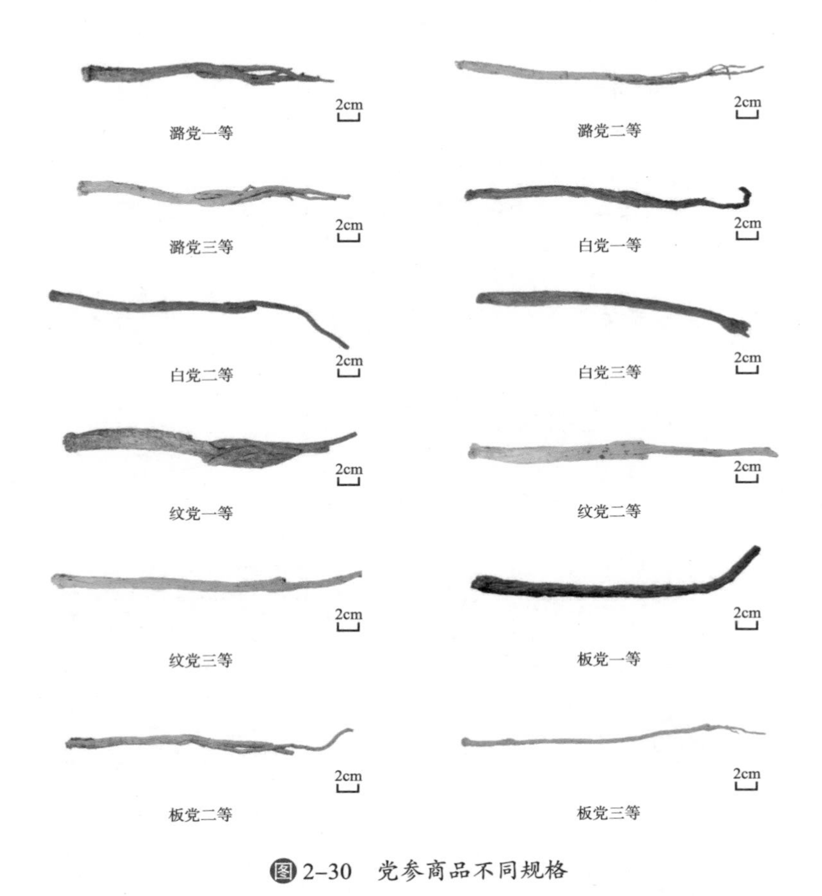

图2–30 党参商品不同规格

《甘肃纹党和白条党道地药材标准》对党参药材商品规格等级进行了更细致地划分，规定党参商品分为党参条和党参段两种。党参段为将纹党参或白条党参切成的3~5cm的小段。商品规格等级见表2–7和图2–31。

表 2-7 甘肃省党参商品规格等级

甘肃党参	规格	等级	规格
纹党参	党参条	特级	围径 6.0cm 及以上（芦头下 1.5cm），长 11cm 以上
		一级	5.0cm 及以上，长 11cm 以上
		二级	4.2cm 及以上，长 11cm 以上
		三级	3.7cm 及以上，长 10cm 以上
		四级	3.0cm 及以上，长 10cm 以上
		五级	2.5cm 及以上，长 10cm 以上
		六级	1.9cm 及以上，长 10cm 以上
	党参段	特级	围径 6.0cm 及以上（芦头下 1.5cm）
		一级	围径 5.0cm 及以上
		二级	围径 4.2cm 及以上
		三级	围径 3.7cm 及以上
		四级	围径 3.0cm 及以上
		五级	围径 2.5cm 及以上
		六级	围径 1.9cm 及以上
白条党	党参条	一级	芦下直径 1.2cm 以上，条长 30cm 以上
		二级	芦下直径 0.8~1.2cm 以上，条长 20~30cm
		三级	芦下直径 0.5~0.8cm 以上，条长 15~20cm
	党参段	一级	芦下直径 1.2cm 以上
		二级	芦下直径 0.8~1.2cm 以上
		三级	芦下直径 0.5~0.8cm 以上

注：各等级纹党参、白条党参条（段）都要求无油条、杂质、虫蛀、霉变。

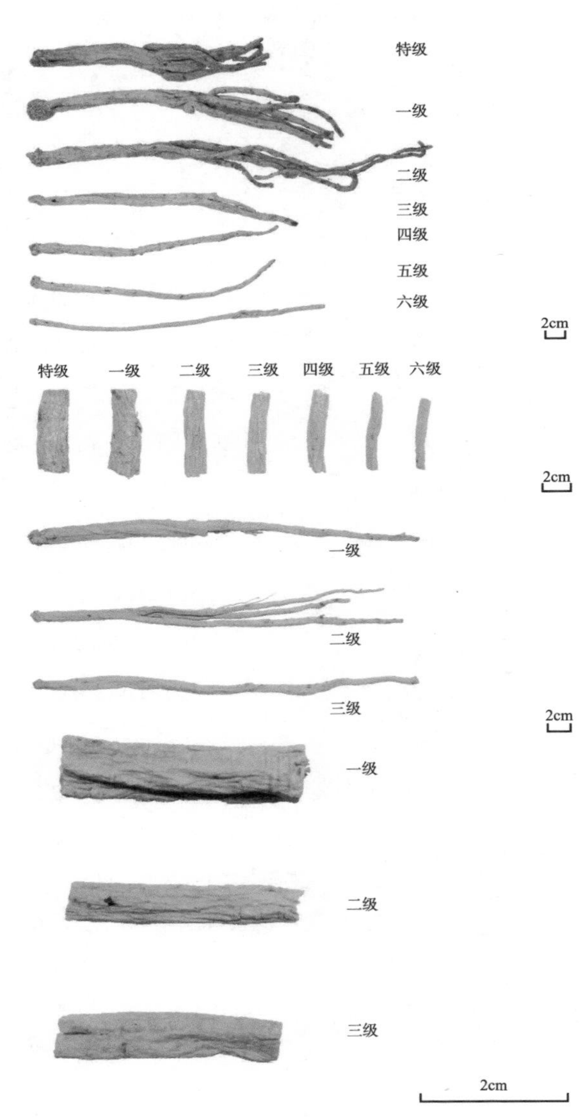

图2-31 甘肃党参商品规格

另外，各种党参在新中国成立前根据粗细、大小都分有很多规格，尤其北京地区习惯应用的潞党较为特殊，其按照根条大小，分为异王、老条、中条、白党（最细者）。其中除白党外，均用红土将表皮染成红色，以此为产品标志，实际对质量无任何益处，中华人民共和国成立后已将此陋习摒弃。1984 年版《七十六种药材商品规格标准》将党参划分为西党、条党、潞党、东党和白党五个规格，共十三个等级，图 2-32 为党参部分规格标准。现已很少采用此标准。

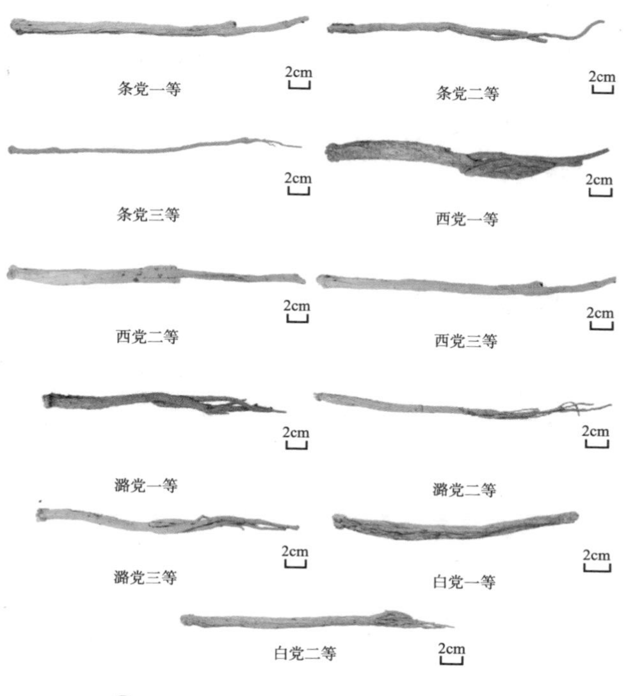

图 2-32　1984 年版党参部分商品规格

第四节 党参的贮藏养护技术

党参中富含糖类物质，自然条件下不易干透，同时易吸收空气中的水分，以致其极易发霉走油，且极易虫蛀，严重影响药材质量。因此，党参贮藏是保证其药材原有品质的关键因素之一。党参贮藏传统上采用晾晒干燥，用麻袋和编织袋等装藏，较复杂的是用木箱保管，箱内衬防潮纸，此法可防潮气侵入。目前，党参的贮藏养护技术主要包括气调贮藏法、铁系脱氧贮藏法、间歇冷冻贮藏法、微波干燥技术、远红外辐射技术、辐射贮藏技术以及熏硫贮藏等。

一、气调贮藏法

气调贮藏法又称气调法，由法国人贝拉特于1921年提出，是通过调节库内气体成分，即充氮气、二氧化碳以降低氧浓度，使库内氮气保持98%或二氧化碳保持45%以上，抑制呼吸，使害虫窒息死亡，达到安全贮藏之目的，是一种安全无害的贮藏方法。但气调贮藏法对技术要求较高，且投资较大，在实际应用中并不常见。

二、铁系脱氧贮藏法

脱氧剂主要是通过消除分子氧来防止贮藏物被氧化，从而达到长时间保存药材的目的。铁系脱氧剂是无机脱氧剂的一种，主要成分是铁粉，常温下可与氧反应，目前应用最广，市售的也基本是铁粉脱氧剂。铁系脱氧剂通常与党参药材同时封存，由于脱氧剂没有添加到药材中，不仅保证了药材的原有质量，还有利于党参药材的贮藏。

三、间歇冷冻贮藏法

由于 –4℃以下为害虫致死低温区，虫体体液结冰，细胞原生质冻损而致死。因此，将贮藏库内的温度调节至 –10~–5℃，能够很大程度杀灭害虫，达到安全贮藏的目的。间歇冷冻贮藏法为了节省能耗，通常将适量的党参装入电冰柜内冷冻 72 小时，然后取出自然升温并常温保存。如此操作每月冷冻保存两个周期。间歇冷冻贮藏的党参极少发生虫蛀现象，并能完好地保持党参色、气、味不发生改变。此法无公害、无污染，不影响党参质量。但此法适用于少量党参药材的仓储，不适用于大型仓库贮藏。

四、微波干燥技术

微波干燥灭菌技术是用波长为1m~1mm的高频电波进行干燥灭菌，从而利于党参贮藏、减少病虫害的方法。此法用于党参干燥贮藏时速度更快，效率高，加热均匀，吸热量少，内部不会发热，能保证党参原药材质量。

五、远红外辐射干燥技术

远红外加热干燥法是用波长5.6~1000μm的红外线对药材进行干燥。此技术具有干燥速度快，脱水效率高，无污染，成本低等优势，并具有较高的杀菌、杀虫及灭卵能力，宜大面积推广便于自动化生产。干燥后的党参质量好，能较好地保留挥发油。目前，红外线和远红外线辐射干燥设备在中药材干燥方面的应用已日益成熟。

六、辐射贮藏技术

辐射贮藏技术是指用X、β、γ射线杀灭微生物，保证党参药材质量的一种贮藏技术。目前最常见的有^{60}Co–γ射线辐射灭菌技术、电子束辐射灭菌技术等。该方法作为一种冷处理法，有良好的杀菌作用。但是对于辐照计量与药材质量相关性研究，以及是否会造成药材中辐射残留，是否会引起药材所含次生代谢产物的变化的相关报道较少。

七、熏硫法

熏硫是党参药材贮藏的传统技术，易于操作，成本小。熏硫法主要通过硫磺熏蒸的方式杀灭害虫和微生物，破坏微生物繁育，减少药材在贮藏过程中发生病虫害的概率，提高药材贮藏时间。但是若控制不好硫磺熏蒸量，易导致二氧化硫超标，影响药材的品质。

第五节 此“党参”非彼“党参”

一、党参药材商品中主要伪充品和混淆品

每当药材市场上党参货源发生紧缺的时候，就会有不法商人以性状相似的其他植物之根来冒充党参销售以牟利。目前所发现的党参混乱品种总体上分为两类：第一类是使用了与党参药效完全不同的其他药材来冒充党参销售，这类药材仅仅是外观或性状与党参接近，但会对消费者的健康造成损害，就其性质而言属于假药。第二类情况是使用了与党参同科同属的植物干燥根，却按照党参的正品来销售。这类药材不仅性状与党参相近，而且药效也相近，在某一特定地区曾有代替党参药用的历史，属于党参的地方习用品。但相对于正品党参而言，这类地方习用品的质量较次、药效较差，就其性质而言属于劣药。

已见于文献报道的党参伪充品有迷果芹根、家种防风、家种银柴胡等；已见于文献报道的党参地方习用品有滇党参（柴党参）、土党参（金钱豹）、球花党参、灰毛党参等。此“党参”非彼党参。为了保护消费者利益，杜绝党参的伪劣品在药材市场上再次流通，药学工作者和广大消费者就需要了

解一些简单、快速地识别党参与常见伪混品的方法，正品党参的特征已做过介绍，这里不再赘述，凡不符合党参药材质量标准的“党参”即为其伪劣品。鉴别时可以采用性状鉴别、显微鉴别和理化鉴别等手段。下面主要对其伪充品特征进行简要介绍。

二、党参伪充品——迷果芹根的识别方法

迷果芹 *Sphallerocarpus gracilis*（Bess.）K.–Pol 是伞形科迷果芹属植物，它的干燥根是一味藏药。藏医用它来“祛肾寒，敛黄水”，与中药党参的药效完全不同。迷果芹在我国北方地区广泛分布，其根作为藏药材的一个品种已形成商品进入流通领域。因为有货源，所以被冒充党参销售。

（一）迷果芹根的性状特征

迷果芹的干燥根呈长纺锤形或类圆锥形；表面淡黄灰色，有明显的纵皱纹及横长突起的皮孔样疤痕。顶端圆钝，有茎残基，四周有黑褐色似鳞片状的叶鞘残基环绕，其下有致密的环状横纹。质硬，易折断，断面乳白色。口嚼微甜，略带有胡萝卜样的气味。见图 2–33 及图 2–34。

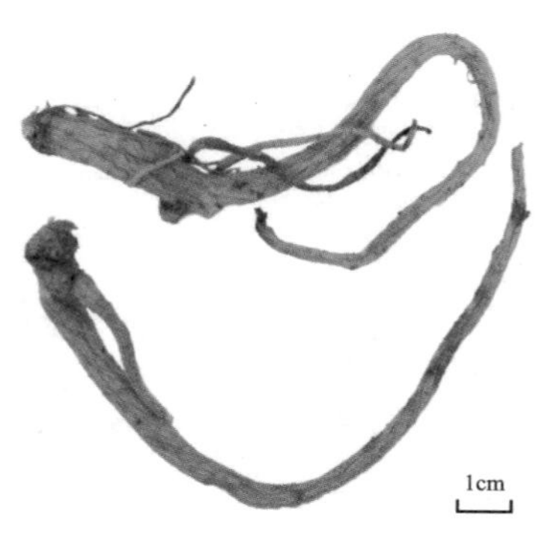

图 2–33 迷果芹药材

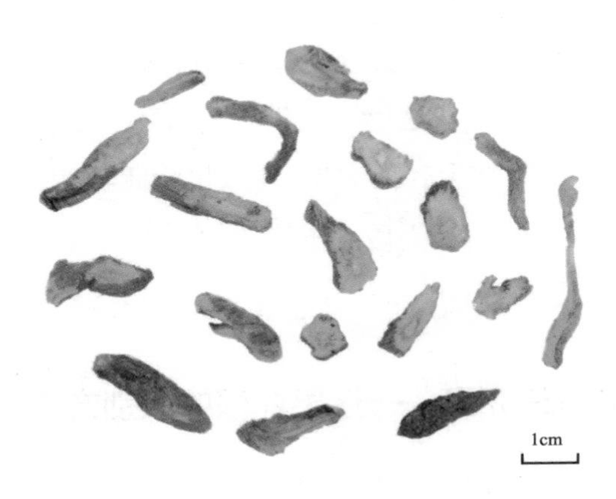

图2-34 迷果芹饮片

（二）迷果芹根的理化鉴别方法

检查皂苷：取粉末0.5g，加水10ml于水浴中加热10分钟，放冷，倾取上清液，置带塞试管中，用力振摇，若产生持久性蜂窝状泡沫则为党参，迷果芹则无此反应。

检查皂苷及植物甾醇：取粉末1g，置带塞三角烧瓶中，加乙醚10ml，密塞，振摇数分钟，冷浸1小时，滤过，挥去乙醚，残渣加1ml醋酐溶解，倾去溶液置干燥试管中，小心沿管壁加入硫酸1ml，两液界面呈棕色环，上层由蓝色立即变为绿色者为党参，不发生此反应的即为迷果芹。

三、党参伪充品——家种防风的识别方法

防风的药材来源为伞形科植物防风*Saposhnikovia divaricata*（Turcz.）Schischk.的干燥根。有解表、祛风、胜湿、止痉的功效。防风属于发散解表药，而党参属于补虚药，

二者的功用完全相反。由于家种防风的药材性状相似，所以被冒充党参销售。

（一）家种防风的性状特征

家种防风药材呈长圆锥形或长圆柱形，下部渐细，有的略弯曲，长 15~30cm，直径 0.5~2cm，表面灰棕色或棕褐色，粗糙，有纵皱纹、多数横长皮孔样突起及点状的细根痕。根头部有明显密集的环纹，有的环纹上部残存棕褐色毛状叶基，老药工习称其为“扫帚头”。体轻，质松，易折断，断面不平坦，皮部棕黄色至棕色，有裂隙；木部浅黄色，形成层环呈棕色，老药工形象地称其为“菊花心”。气特异；口嚼味微甜，略有麻舌感味。见图 2–35、图 2–36 和图 2–37。

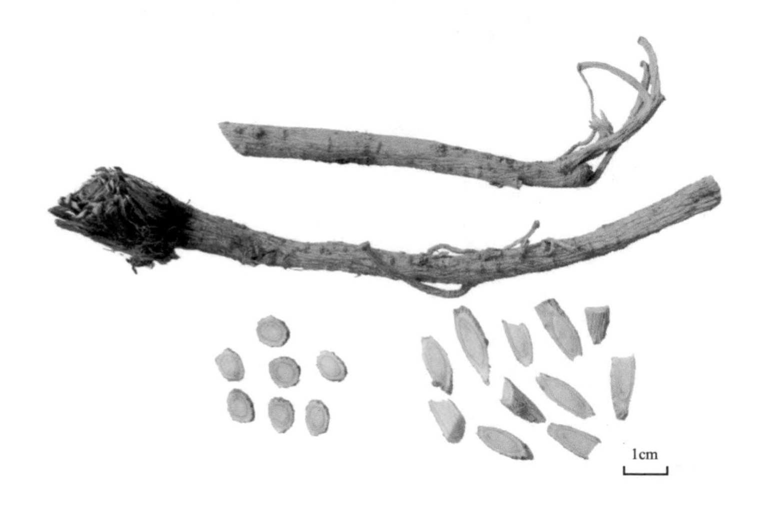

图 2–35　家种防风药材及饮片（甘肃家种）

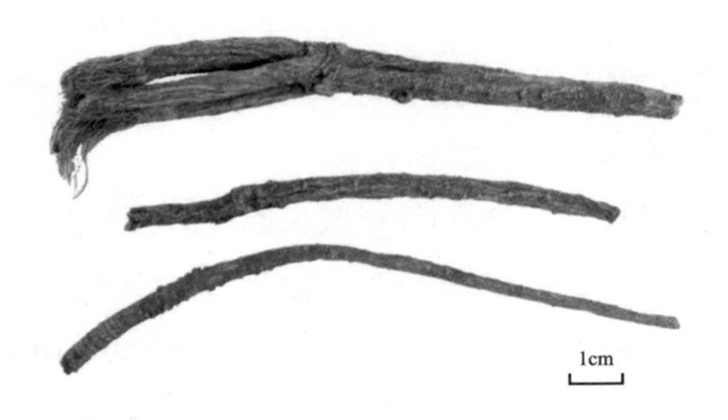

图 2-36 防风药材（蒙古国进口）

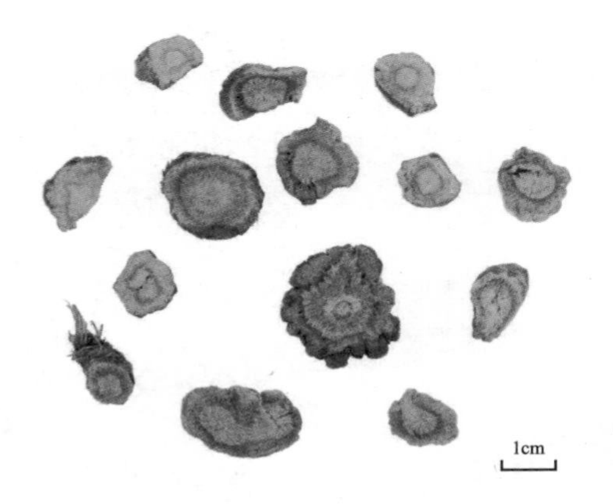

图 2-37 家种防风断面横切图

（二）家种防风的组织鉴别特征

家种防风横切面：木栓层为 5~30 列细胞。栓内层窄，有较大的椭圆形油管。韧皮部较宽，有多数类圆形油管，周围分泌细胞 4~8 个，管内可见金黄色分泌物；射线多弯曲，外侧常成裂隙。形成层明显。木质部导管甚多，呈放射状排列。

根头处有髓，薄壁组织中偶见石细胞。

（三）家种防风的粉末鉴别特征

家种防风的粉末呈淡棕色；油管多破碎，管道中含金黄色分泌物；石细胞少见；木栓细胞表面呈多角形或类长方形，壁薄，微弯曲；导管主要为网纹导管；叶基纤维多成束。

四、党参伪充品——家种银柴胡的识别方法

家种银柴胡的药材来源为石竹科植物银柴胡 *Stellaria dichotoma* L.var. *lanceolata* Bge. 的干燥根。有清虚热、除疳热的作用，属于清热药，与党参的功效完全不同。由于家种银柴胡的药材性状与党参相似，故被冒充销售。

（一）家种银柴胡的性状特征

银柴胡药材呈类圆柱形，偶有分枝，长 15~40cm，直径 0.5~2.5cm 。表面浅棕黄色至浅棕色，有扭曲的纵皱纹和支根痕，多具孔穴状或盘状凹陷，老药工形象的称其为“砂眼”。从砂眼处折断可见棕色裂隙中有细砂散出。根头部略膨大，有密集的呈疣状突起的芽苞、茎或根茎的残基，老药工形象的称其为“珍珠盘”。质硬而脆，易折断，断面不平坦，较疏松，有裂隙，皮部甚薄，木部有黄、白色相间的放射状纹理。气微，味微甜。

家种银柴胡药材有分枝，下部多扭曲，直径 0.6~1.2cm。表面浅棕黄色或浅黄棕色，纵皱纹细腻明显，细支根痕多呈点状凹陷。砂眼少见。根头部有多数疣状突起（珍珠盘）。折

断面质地较紧密，几乎无裂隙，略显粉性，木部放射状纹理不甚明显。味微甜。饮片常作为党参的混伪品，见图 2–38 和图 2–39。

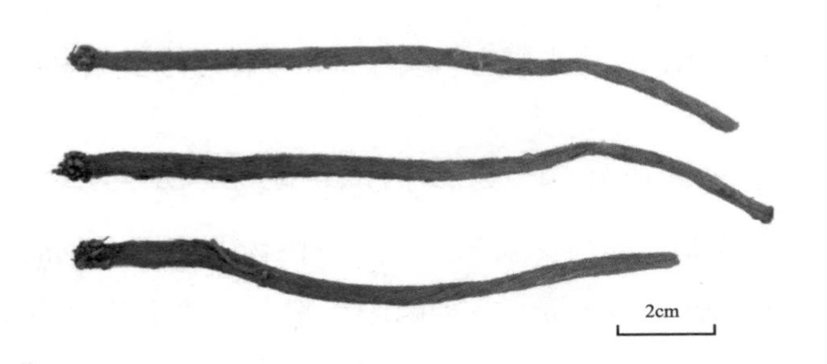

图 2–38 银柴胡药材（兰州榆中产）

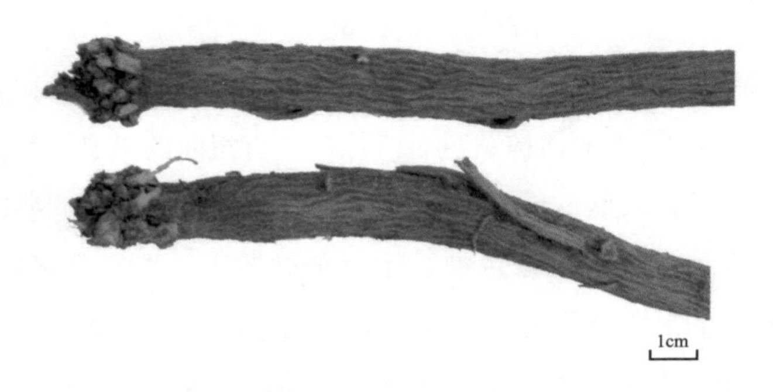

图 2–39 银柴胡药材根头部局部放大图（兰州榆中产）

（二）家种银柴胡的组织鉴别特征

家种银柴胡药材横切面：木栓细胞数列至十余列。栓内层较窄。韧皮部筛管群明显。形成层成环。木质部发达。射线宽至十余列细胞。薄壁细胞含草酸钙砂晶，以射线细胞中为多见。

（三）家种银柴胡的理化鉴别方法

取银柴胡粉末 1g，加无水乙醇 10ml，浸渍 15 分钟，滤过。取滤液 2ml ，置紫外光灯（365nm）下观察，家种银柴胡显亮蓝微紫色的荧光。

取检品粉末 0.1g，加甲醇 25ml，超声处理 10 分钟，滤过，滤液置 50ml 量瓶中，加甲醇至刻度。照紫外 – 可见分光光度法（《中国药典》2020 年版一部通则 0401）测定，家种银柴胡在 270nm 波长处有最大吸收。

五、党参混淆品——管花党参的识别方法

管花党参 *Codonopsis tubulosa* Kom. 为桔梗科党参属植物，其药材商品名为“滇党参”“白党”或“叙府党”。功用与党参相同，但品质较次，药效较弱。它是贵州地区的习用药材，收载于《贵州省中药材民族药材质量标准》一书中。

（一）管花党参的性状特征

叙府党（管花党参）的性状与党参较为相似。根头部有密集的小疙瘩，呈“狮子盘头”，颈部较狭缩。全体有多数不规则的纵沟和纵棱及横长或点状显著突起的皮孔。质较硬，皮部类白色，木部浅黄色。气微，味微甜，嚼之有渣，质较次。

叙府党多为野生，药材形状似大桔梗，身光洁无横纹，全体有深陷的纵沟纹。质硬而脆，味甘淡、带土气。中药界

传统认为该品是党参商品中的次品，见图 2–40 及图 2–41。

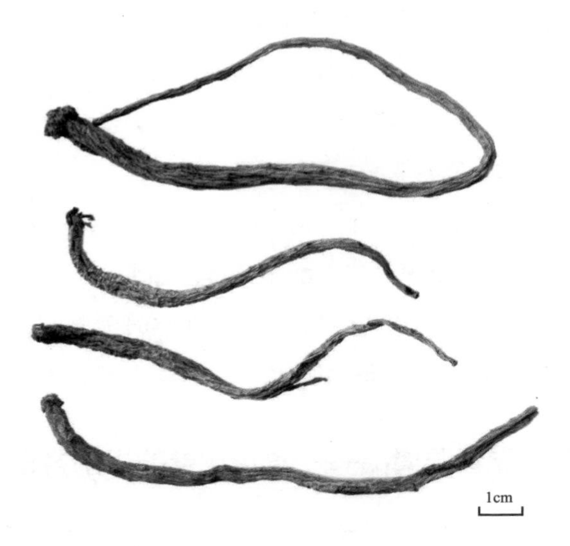

图 2–40 管花党参药材（贵州毕节产）

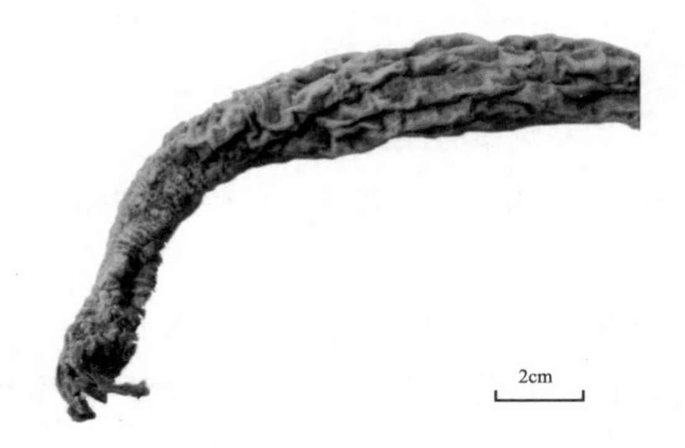

图 2–41 管花党参药材根头部局部放大图（贵州毕节产）

（二）管花党参的显微鉴别特征

叙府党（管花党参）的粉末为白色；淀粉粒极多，单粒圆球形或椭圆形，直径 6~30μm，脐点裂缝状、点状、星状，大粒层纹明显；半复粒有 2~3 个脐点；复粒由 2 分粒组成，大小悬殊。木栓细胞方形或长方形，长宽可达 80~100μm，壁木化。木薄壁细胞长方形，次生壁呈梯状、网状或螺状增厚。

六、党参混淆品——土党参的识别方法

与党参同科不同属的植物金钱豹 *Campanumoea javanica* Blume 的干燥根在广西、四川等地称为“土党参”，在湖南省内也曾代替党参药用，在贵州省又称为“柴党”。被收载于《中国药典》1977 年版及《贵州省中药材民族药材质量标准》2003 年版。土党参的别名有：奶参、土羊乳、白洋参、对月参、野党参、土人参、土沙参、土参、土洋参、人参薯、奶浆根、南人参、小人参、川人参等。

（一）土党参的性状特征

土党参的根呈圆柱形，少分枝，扭曲不直，长 10~25cm，直径 0.5~1.5cm。表面灰黄色，皮孔稀疏，明显突起呈疔状，上部无环纹。顶部有密集的点状茎痕。全体具纵皱纹，质硬而脆，易折断。断面较平坦，可见明显的形成层。木质部黄色，木化程度度较强，气微，味淡而微甜，见图 2-42、图 2-43 和图 2-44。

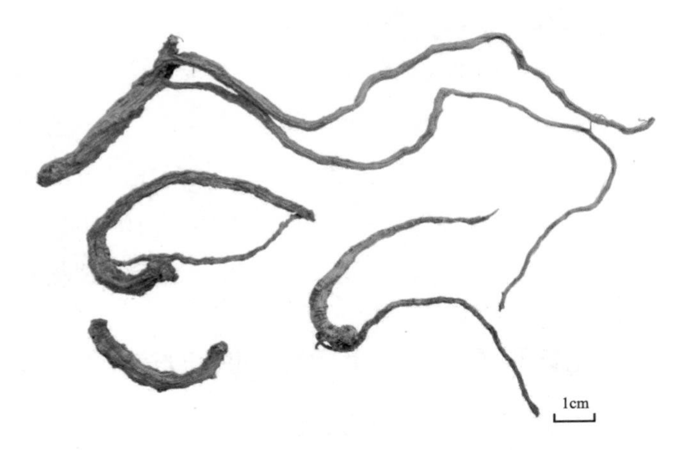

图2–42 土党参药材（云南产，植物来源为：金钱豹）

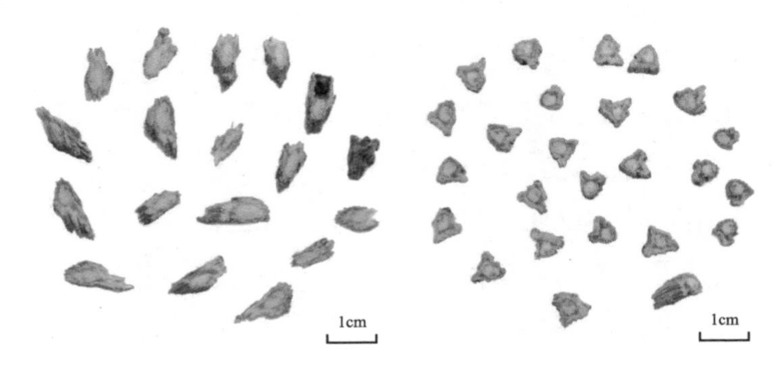

图2–43 土党参——斜切片（云南产，植物来源为：金钱豹）

图2–44 土党参——横切片（云南产，植物来源为：金钱豹）

（二）土党参的显微鉴别特征

土党参根横切面的木栓层为数列木栓细胞，壁微木化。皮层薄壁细胞切向延长。韧皮部乳管群较稀疏，放射状排列，内含淡黄色分泌物。石细胞单个或成群散在。形成层明显。

木质部导管单个或数个成群，呈放射状排列；中心导管较密集，导管多角形。薄壁细胞中含菊糖。

七、党参混淆品——球花党参的识别方法

球花党参为桔梗科植物球花党参 *Codonopsis subglobosa* W.W.Sm. 的干燥根，被《四川省中药材标准》1987 年版收载于党参项下，产地甘孜，习称甘孜党参。

（一）球花党参的性状特征

球花党参药材长 20~43cm，直径 1~3cm。表面有皱缩的纵沟，常扭曲，上部有密环纹，并自中部向上至根头部渐细，老药工习称为“蚯蚓头”。根茎具多数细小的茎痕或芽痕的支。断面具辐射状排列的细小裂隙。有特异臭气。

（二）球花党参的显微鉴别特征

球花党参根横切面：木栓细胞 5~10 列；韧皮部占根半径的 5/8；射线宽 5~7 列细胞；木质部约占根半径的 3/8；木薄壁细胞稍增厚。该品薄壁细胞含大量菊糖，存在于导管周围薄壁胞中的团导体较小。

八、党参混淆品——灰毛党参的识别方法

灰毛党参为桔梗科植物灰毛党参 *Codonopsis canescens* Nannf. 的干燥根。

（一）灰毛党参的性状特征

灰毛党参根的下部有的分叉，断面略显粉性，可见针晶

样亮点，具有特异气味。

（二）灰毛党参的显微鉴别特征

灰毛党参的粉末呈淡黄色；木栓细胞表面观类长方形、狭长方形或类方形；木薄壁细胞细梭形；次生壁呈梯状或网状增厚；侧壁呈连球状；无色素块。

第三章 党参之用

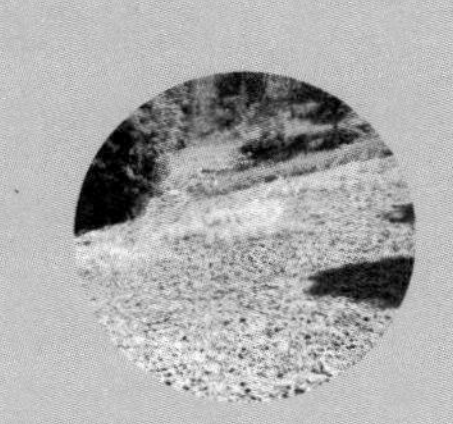

第一节
党参的功效主治

党参为临床常用的补虚药，味甘，性平，归脾、肺经。功能健脾补肺、益气生津，效近人参而较弱，适用于各种气虚不足者，主治脾胃虚弱、食少便溏、四肢乏力、肺虚喘咳、气短自汗、气血两亏诸证。常与黄芪、白术、山药等配伍应用，如用治血虚萎黄及慢性出血疾患引起的气血两亏证，配伍补血药熟地黄、当归等。

1. 脾肺气虚证

党参归脾、肺经，以补脾肺之气为主要作用。用于治疗中气不足的体虚倦怠、食少便溏等，常与补气健脾除湿的白术、茯苓等同用；治疗肺气亏虚的咳嗽气促、语声低弱等，可与黄芪、蛤蚧等品同用，以补益肺气、止咳定喘。其补益脾肺之功与人参相似，而力较弱，临床常用以代替古方中的人参，用于治疗脾肺气虚的轻证。

2. 气血两虚证

党参既能补气，又能补血，常用于治疗气虚不能生血，或血虚无以化气，而见面色苍白或萎黄、乏力、头晕。

3. 气津两伤证

党参有补气生津的作用，适用于治疗气津两伤的轻证，宜与麦冬、五味子等养阴生津之品同用。

党参为补气健脾之要药，所含皂苷、菊糖、微量生物碱、淀粉等对人体多脏器有不同程度的强壮作用，能提高人体的适应性。党参有抗溃疡作用，能增加肠张力、调节胃运动，在调理肠胃制剂中重用党参的肠胃调节剂对慢性腹泻、溃疡性结肠炎、胃窦炎、慢性萎缩性胃炎等颇有效验。此外，该品亦常与解表药、攻下药等祛邪药配伍，用于治疗气虚外感或里实热结而气血亏虚等邪实正虚之证，以扶正祛邪，使攻邪而正气不伤。

第二节
党参的药理作用

在《中国药典》中记载，党参味甘，性平，归脾、肺经，具有健脾益肺、养血生津的功效，临床上常用于脾肺气虚、食少倦怠、咳嗽虚喘、气血不足、面色萎黄、心悸气短、津伤口渴、内热消渴等。现代研究证明，党参含皂苷、微量生物碱、蔗糖、葡萄糖、菊糖、淀粉、黏液及树脂等；川党参含挥发油、黄芩素苷、葡萄糖苷、微量生物碱、多糖、菊糖、皂苷等。因此，党参对消化系统、呼吸系统、免疫系统、心血管系统、神经系统、内分泌系统均有作用。另外，党参还有抗肿瘤、抗衰老、抗疲劳及抗辐射等作用。

一、对消化系统的作用

1. 党参抗溃疡作用

（1）对大鼠应激型溃疡的影响：党参正丁醇中性提取物（NBEC）对大鼠应激型、幽门结扎型及吲哚美辛与阿司匹林所致的实验性胃溃疡均有显著的预防保护和一定的缓解治疗效果。其作用机制应当是NBEC可拮抗吲哚美辛和阿司匹林导致的前列腺素（PG）合成抑制，从而促进前列腺素E2（PGE2）释放，提高环磷酸腺苷（cAMP）含量，达到促进胃黏液合成、增强胃黏液——碳酸氢盐屏障功能的作用，以益于抗溃疡。党参能够显著提高实验对象溃疡状态下胃黏膜中的 PG 含量和活性，以减轻胃部水肿溃疡和炎症损伤。

（2）党参可有效抑制胃蛋白酶（Ps）分泌，以降低胃内 Ps 的释放量：研究表明，党参水煎醇沉剂对 3 种大鼠胃溃疡模型（应激型、幽门结扎型、慢性乙酸型）具有良好的预防、保护和促进愈合的作用，可显著降低这三种胃溃疡模型大鼠的溃疡指数，提高胃黏膜损伤抑制率，还可有效调节大鼠幽门结扎、硝酸毛果芸香碱、组织胺及五肽胃泌素所致的胃分泌紊乱活动，抑制胃液分泌量、胃酸排出量，明显降低 Ps 释放量，从而产生良好的抗溃疡效应。且药物使用量与胃蛋白酶分泌量成负相关，可抑制胃肠系统的运动和推进，达到保护胃黏膜、治愈胃溃疡的效果。党参多糖和党参正丁醇中性提取物均有明显的抑制胃酸分泌作用，并可对抗阿司匹林引起的胃液中 H^+ 浓度下降、Na^+ 浓度升高，使（H^+）/（Na^+）比值明显升高；党参正丁醇中性提取物花生四烯酸（AA）对代谢系统有激活作用。

（3）对无水乙醇损伤大鼠胃黏膜的保护作用：超氧化物歧化酶（SOD）是机体中促进清除氧自由基（OFR）的高效催化酶，能够加速催化体内超氧阴离子等转化为氧气和过氧化氢，具有保护细胞 DNA、蛋白质和细胞膜的作用。党参提取物对无水乙醇灌胃建造的急性胃溃疡大鼠模型实验性胃黏膜损伤具有保护作用，党参可明显降低胃黏膜溃疡指数，提高大鼠血清超氧化物歧化酶（SOD）活性，降低丙二醛（MDA）含量。

2. 党参及其有效成分保护胃黏膜损伤的作用机制

（1）党参保护胃黏膜的作用：研究表明，胃或十二指肠溃疡患者表皮生长因子（EGF）含量明显低于正常者，推测EGF与人体胃溃疡的发病和愈合相关。研究发现，通过促进EGF生成并释放，提高血清EGF水平，可有效维护胃黏膜稳定、清除坏死物质、加快溃疡愈合、防止溃疡复发。

党参煎剂对无水乙醇、0.6mol/L HCI和0.2mol/L NaOH等引起的大鼠胃黏膜损伤具有良好的保护作用，用党参煎剂10g/kg给大鼠灌胃，结果绝大多数大鼠胃黏膜完整无损，其损伤发生率与溃疡指数明显降低。尤其党参抗0.2mol/L NaOH损伤胃黏膜作用的量效间依赖关系良好。动物实验表明，党参可加速胃溃疡愈合，有效降低溃疡指数。通过免疫组化方法检测实验动物表皮生长因子受体（EGFR）蛋白的表达情况，发现党参等补气药可显著促进EGFR的表达，使EGFR的表达水平明显高于其他组别。党参超微粉可提高PG含量，促进合成释放EGF，进而促使胃黏膜液分泌，增加胃黏膜血流量，抑制胃酸分泌，从而达到对胃溃疡模型大鼠胃黏膜的保护作用，加速溃疡痊愈。

（2）党参有效成分抗胃黏膜损伤的作用：胃泌素（GAS）是由胃窦黏膜的G细胞合成释放的，是刺激胃酸分泌的主要胃肠道激素。研究发现，胃溃疡患者血清中GAS水平明显高于健康正常者，从而导致胃酸分泌过多，诱发、加剧胃溃疡症状，伴随溃疡逐渐康复自愈，GAS 则恢复至正常水平。因此，GAS 密切参与胃溃疡的形成、演变与愈合，通过降低胃溃疡患者 GAS 水平，可达到抑制胃酸、保护胃黏膜、加速溃疡愈合的作用。党参可有效抑制机体 GAS 释放。以番泻叶、大黄等苦寒药建立苦寒泻下脾虚小鼠模型探讨研究党参多糖补脾作用，结果表明相较于模型组，党参多糖低、中、高剂量组和四君子汤组血清 GAS 水平显著降低。通过建立乙醇致大鼠胃溃疡模型，探讨党参炔苷对胃黏膜的保护作用，研究发现党参炔苷小剂量组的溃疡指数明显低于模型组，采用放射免疫法检测血清发现 GAS 含量明显降低，提示党参多糖可能通过降低 GAS 水平来抑制胃酸分泌，从而减小胃溃疡指数。

PG 广泛分布于人与动物的消化系统，能够有效防止各类有害物质损伤或致死消化道上皮细胞，是修复胃黏膜的重要因子，可通过增加胃黏膜血流量、加快胃黏膜液分泌、促进表面活性磷脂释放、清除氧自由基等多种机制保护胃黏膜，从而一定程度上快速有效地缓解、减轻多种胃黏膜急性损伤。胃溃疡患者体内的 PG 水平相较于正常者呈现明显降低态势。

采用吲哚美辛诱发小鼠急性胃黏膜损伤模型进行实验，结果证明小鼠胃黏膜出现明显糜烂、出血和坏死脱落状态时，黏膜中的前列腺素 E2（PGE2）含量显著减少。党参在治疗胃溃疡时，可有效提升患者机体内的 PG 水平。

党参提取物Ⅶ（即醇提物的水溶性部分）具有明显的抗胃黏膜损伤作用，推测其含有抗胃黏膜损伤的药理活性成分。另外，使用党参提取物Ⅶ–Ⅱ（即党参提取物Ⅶ用丙酮经索氏提取后的丙酮不溶而甲醇溶解的物质）给正常大鼠服用3小时后，大鼠胃组织中PGE2的含量明显提高，PGE2/前列腺素F2α（PGF2α）的比值增大（PGE2/PGF2α比值越大，保护作用越强），同时胃组织中血栓素B2（TXB2）的量明显下降[TXB2是血栓素花生四烯酸（TXA2）的代谢产物，抑制TXA2可以有效降低牛磺胆酸所致的胃黏膜损伤]，前列腺素I1（PGI1）/TXA2的比值增大。分别用10g/kg、20g/kg、40g/kg党参提取物Ⅶ–Ⅱ经十二指肠给药，能明显降低胃液分泌量和胃酸排出量，在20g/kg、40g/kg剂量下能明显降低胃液总酸度，量效依赖关系良好。

（3）党参有调节胃肠运动作用

党参提取物对于阿托品造成的胃排空延缓具有明显的拮抗作用，还能部分对抗应激引起的胃运动增加及胃排空加快。

二、对中枢神经系统的影响

党参具有镇静、抗惊厥、解热镇痛的功效，还可以改善学习记忆能力，保护神经细胞。

1. 镇静、抗惊厥、解热

党参提取物对小鼠有协同小剂量氯丙嗪的镇静作用，但拮抗大剂量氯丙嗪的中枢抑制作用。党参水提物能延长注射低剂量（30mg/kg）戊巴比妥钠小鼠的睡眠时间，党参水提物和醇提物均能使注射大剂量戊巴比妥钠小鼠的睡眠时间缩短。另外，党参提取物对印防己毒素和戊四氮有一定的拮抗作用，使小鼠的惊厥和死亡发生时间延长，但对士的宁无明显的对抗作用。

2. 改善学习记忆能力

党参多糖中、高剂量组对模型小鼠的学习记忆功能有显著改善，能增强铅中毒小鼠的空间分辨性、学习记忆能力，并降低跳下平台的错误次数，其机制可能与改善脑内脂质过氧化，清除自由基有关。研究结果显示，铅中毒小鼠脑内乙酰胆碱酯酶活性降低，表明记忆障碍与胆碱能系统功能紊乱密切相关。

党参多糖可改善由环己酰亚胺所致小鼠的记忆巩固障碍，提高小鼠在水迷宫实验中的空间记忆和空间探索能力，通过酶联免疫吸附试验和蛋白质印迹实验发现，党参多糖的脑保护作用机制与其上调 CaMK Ⅱ /CREB 信号通路的相关蛋白表达有关。乙酰胆碱是进行及维持高级神经系统功能的一种重要介质，为促进学习记忆的递质。党参总碱能改善东莨菪碱引起的记忆障碍，并能对抗东莨菪碱所致小鼠脑内乙酰胆碱浓度下降及胆碱乙酰化酶活性的降低。

3. 对自发活动的影响

研究表明，党参多糖对中枢神经系统有抑制作用，能显著地减少小白鼠的自主活动，增加戊巴比妥钠及水合氯醛的催眠作用，且能降低正常小鼠的体温，具有一定的镇痛、解热作用。

4. 保护神经细胞作用

有研究对大鼠大脑皮质细胞进行缺氧缺糖再给氧处理，以细胞存活率、坏死及细胞凋亡率等指标评价，实验结果显示党参总皂苷对缺血再灌注损伤后神经细胞的坏死和凋亡过程均有明显的抑制作用。党参 HPLC 半制备成分 C 可以显著降低缺氧 / 缺糖损伤中大鼠海马神经细胞的死亡率和凋亡率，表明党参对海马神经细胞有保护作用。党参总皂苷可以保护脑微血管内皮细胞，减轻脑组织缺血 / 缺氧性损伤。其机制为党参可以显著降低缺氧 / 缺糖损伤中脑组织微血管内皮细胞（BMEC）上清液 LDH 的漏出率和 MDA 含量，同时能显著提高 SOD 的活力，显著降低细胞死亡率、凋亡率。

胶质细胞对神经元不仅是类似结缔组织的作用，在神经发育、突触传递、病理条件下对神经组织的修复与再生也起着重要的作用。党参总皂苷能显著提高缺氧缺糖再给氧诱导的大鼠星形胶质细胞损伤的细胞存活率，显著降低细胞坏死率和 LDH 漏出率，但对细胞凋亡率无显著影响，表明党参总皂苷对缺糖缺氧再给氧造成的星形胶质细胞损伤具有保护作用，提示党参总皂苷是党参治疗中风病急性期的主要效应成分。

三、提高机体免疫力作用

1. 增强网状内皮系统功能

党参能显著增强网状内皮系统的功能，特别是与黄芪及灵芝合用，作用更强。有报道称，用党参或四君子汤灌胃均能增强小鼠腹腔巨噬细胞的吞噬功能。由于党参能增强网状内皮系统的吞噬功能，故能提高机体的抗病能力，从而达到“扶正”的目的，实现“正气”存内、邪不可干的目标，即扶正祛邪，这与中医治“气虚”是相吻合的。

2. 提高巨噬细胞的功能

动物实验结果显示，党参可以提高小鼠的骨髓造血机能，使白细胞和红细胞数值上升，同时还提高了小鼠腹腔的巨噬细胞的功能。

党参水煎醇沉液可明显提高冠心病患者辅助型 T 淋巴细胞（OKT4）的数量。党参醇提液明显提高了鲫鱼的白细胞吞噬活性，提高了鲫鱼的免疫力，增强了抗病能力。甘肃产纹党参及栽培之潞党参提取的纹党多糖及潞党多糖可以促进正常小鼠脾细胞分泌抗体能力，并且可以使免疫受抑小鼠血清抗体水平及脾细胞分泌抗体能力得到恢复，其中以潞党参提取的潞党多糖作用较为明显。

党参多糖干预治疗环磷酰胺（CTX）诱导所致免疫功能低下模型大鼠，发现党参多糖可明显改善模型大鼠脾脏和胸腺指数，上调模型大鼠体内补体 3（C3）、补体 4（C4）、免疫球蛋白 G（IgG）、免疫球蛋白 M（IgM）、免疫球蛋白 A（IgA）的分泌水平，提高生长激素（GH）浓度，刺激大鼠脾脏淋巴细胞、腹腔巨噬细胞的增殖。

3. 对免疫机能的影响

党参及其多糖可使巨噬细胞的数量增加，细胞体积增大，伪足多，吞噬能力增强；细胞内的 DNA、RNA、糖类、酸性磷酸酶、三磷酸腺苷酶、酸性酯酶和琥珀脱氢酶活性均显著增强。经显微分光光度计测定，服用党参后，巨噬细胞内各种化学成分含量明显增加，与对照组呈显著性差异。党参还能明显促进刀豆蛋白 A（ConA）活化的淋巴细胞 DNA 和蛋白质的生物合成，且 DNA 合成的高峰在 48 小时。此外，党参对白介素-2（IL-2）产生也有明显的增强作用。

四、对心血管系统的作用

1. 对血液流变学的作用

党参可抑制家兔体外血栓形成，红细胞电泳、血浆黏度等在党参用药前后均有显著差异。党参不仅可以补中益气，且有一定活血化瘀作用，表现为其水煎醇沉液可降低全血黏度，且党参醚提取物可抑制血小板聚集，提高大鼠纤溶活力。党参可抑制血小板血栓素花生四烯酸（TXA2）合成酶，减少 TXA2 生成量，党参液 100mg/ml 时可明显抑制血栓素 B2（TXB2）合成，300mg/ml 剂量时，TXA2、前列腺素 I2（PGI2）的合成酶均被抑制，可见党参一定用量时对 PGI2/

TXA2 之间的平衡呈双向作用。这与中医益气行血和益气摄血的理论是一致的。对党参补气强心作用的研究表明，党参具有抑制血小板内钙调蛋白（CaM）和磷酸二酯酶（PDE）的作用，从而减少血小板内环磷腺苷（cAMP）水解，提高 cAMP 含量，抑制血小板释放聚集，且有明显的量效关系。

2. 抗缺氧作用

水提醇沉法制得的党参注射液对小白鼠常压缺氧有明显的对抗作用；对异丙肾上腺素耗氧量亦有明显对抗作用；可以明显延长氰化物或亚硝酸钠中毒、结扎两侧颈总动脉小鼠的存活时间。通过长时间大强度力竭性疲劳运动实验发现，党参提取物可使下降的心肌线粒体抗氧化酶活性显著回升，并可降低心肌线粒体内过氧化氢（H_2O_2）、自由基和脂质过氧化产物丙二醛（MDA）的含量，其可能机制包括：①党参提取物所含的抗氧化成分可直接中和自由基、抑制 H_2O_2 堆积，使谷胱甘肽过氧化物酶（GSH–Px）、SOD、过氧化氢酶（CAT）的消耗减少，心肌线粒体内自由基代谢可达到新的平衡。②党参提取物的有效活性成分能诱导运动中内源性抗氧化酶的基因表达，使酶活性升高。

3. 对实验性急性心肌缺血影响

党参注射液对垂体所致的急性心肌缺血有一定的保护作用。心肌缺血时，心肌细胞中的乳酸脱氢酶（LDH）和琥珀酸脱氢酶（SDH）活性明显降低，并使细胞内糖酵解产能和氧化磷酸化产能系统受到破坏，导致细胞损坏或坏死。研究发现，党参可显著提高 LDH 及 SDH 的生物活性，对缺血所致的内质网等亚细胞结构损伤有保护作用，而且党参皂苷活性成分（茶多酚、单宁、三萜烯、生物碱和类固醇）能显著改善心肌细胞的缺血性损害。研究发现，党参皂苷 L1（党参皂苷活性成分之一）对心肌缺血再灌注损伤（MIRI）后神经细胞的坏死和凋亡过程均具有抑制作用，其作用机制可能与党参皂苷 L1 能降低相应细胞内 Ca^{2+} 浓度有关。

4. 对动物微循环障碍的影响

党参可对抗由羊水导致的微循环障碍。

5. 对心脏功能的作用

党参可改善心肌细胞收缩功能，改善心力衰竭大鼠的心功能。此外，党参还能降低心肌耗氧量，提高心肌供血率。党参能使心肌的收缩和舒张功能得到明显的改善，能够促进心输出量、冠脉流量、心率等功能恢复，具有保护心肌的作用。灌服党参液的小鼠心肌中糖原、SDH、LDH 指标的含量明显高于生理盐水组，说明党参可以改善心肌代谢，提高酶的活性，增强心肌线粒体功能，对解除运动性心肌疲劳有很重要的作用。

五、对呼吸系统的作用

党参水提物能提高油酸型呼吸窘迫症（RDS）大鼠动脉血氧分压、血氧饱和度，降低二氧化碳分压，并能纠正大鼠酸碱平衡紊乱，为党参治疗呼吸窘迫症提供了理论依据。研究表明，其作用机理为党参能提高大鼠（RDS）支气管肺泡灌洗液和肺细胞表面活性物质（DS），有稳定Ⅱ型肺泡细胞内板层小体结构和保护细胞的作用，能使其恢复产生和释放肺表面活性物质的功能。

六、延缓衰老作用

党参多糖抗衰老的作用与提高机体抗氧化作用有关。研究证实，党参多糖可提高抗氧化酶的活性，并抑制脂质过氧化物的产生，提高机体抗氧化能力，延长雌、雄果蝇的平均寿命与最高寿命。并且，党参多糖可显著降低D–半乳糖所诱导的衰老模型小鼠肝脏组织MDA含量，降低血清、肝脏组织SOD、GSH–Px含量，达到对衰老小鼠的保护作用。

研究表明，党参水提物能增高D–半乳糖所致衰老小鼠胸腺指数、脾指数。党参多糖可拮抗D–半乳糖诱导的小鼠衰老，对小鼠血液及肝组织的检测结果显示，注射D–半乳糖溶液并同时服用党参多糖的小鼠，其体内有关氧化衰老的生化指标相较于模型组有所改善，试验结果表明党参多糖通过拮抗D–半乳糖诱导的小鼠体内SOD、GSH–Px及谷胱甘肽（GSH）水平下降，MDA水平增加，发挥了抗衰老的作用。另有研究表明，党参多糖组分有一定的抗炎活性。

七、保肝作用

党参总皂苷预处理对肝脏缺血再灌注大鼠的肝肾损伤具

有保护作用，其机制可能与党参总皂苷能提高机体抗氧化能力和抑制白细胞介素18（IL–18）、肿瘤坏死因子–α（TNF–α）等炎性因子的过度释放有关。党参水提物可以稳定肝脾的组织结构，抑制细胞凋亡，促进血管生成，对衰老小鼠的肝脏和脾脏组织有一定的保护作用。党参水提物可增强机体的抗氧化能力，减轻脂质过氧化对机体造成的损伤，延缓肝肾细胞超微结构变化，具有保肝护肾的作用。

八、对内分泌系统的作用

党参水煎液可使血浆中皮质酮量增加，其有效成分皂苷及糖类能部分拮抗地塞米松引起的血浆皮质酮下降，作用在垂体以上水平。党参水煎液能增加家兔胃及十二指肠黏膜中生长抑素的含量。

九、调节血脂作用

给家兔喂食党参，可以降低高脂饲料导致高脂家兔的甘油三酯、总胆固醇、低密度脂蛋白胆固醇（LDL–C）及总胆固醇（TC）高密度脂蛋白胆固醇（HDL–C）的比值。党参总皂苷有显著调节血脂作用，可以降低高脂血症大鼠血清总胆固醇、三酰甘油及低密度脂蛋白胆固醇含量，提高一氧化氮（NO）和高密度脂蛋白胆固醇含量及HDL–C/TC比值。党参硅胶柱馏分提取物对胰脂肪酶活性具有抑制作用。胰脂肪酶在脂质代谢中起着重要作用，抑制脂肪酶会减少人体对脂肪的吸收，从而起到降血脂及减肥的作用。党参总皂苷能降低高脂血症大鼠 TC、三酰甘油（TG）、LDL-C 含量，升高 HDL-C 含量和 HDL-C/TC 比值，表明其具有良好的改善高脂血症大鼠脂质代谢的作用。NO 为内皮衍生的松弛因子（EDRF），可防止血小板与血管内皮细胞发生黏附，当血管内皮细胞受氧自由基等损伤时，NO 释放减少，低密度脂蛋白（LDL）被氧化修饰，易导致动脉粥样硬化的发生。党参总皂苷能增加高脂血症大鼠血清中 NO 含量，表明其可清除氧自由基，保护血管内皮细胞，稳定血管内环境。

十、抗应激作用

党参水煎液能显著增强小鼠抗应激反应的能力。党参多糖口服液能显著延长小鼠的游泳时间和常压缺氧条件下的存活时间，即党参多糖具有抗应激作用。党参多糖对遭受高温缺氧以及疲劳刺激小鼠均有明显的抗应激作用，还可降低正常大鼠肾上腺皮质内维生素 C 含量，表明其对肾上腺皮质功能具有兴奋作用。已知戊巴比妥钠对下丘脑有抑制作用，当给动物预先注射戊巴比妥钠，即能完全抑制党参多糖对肾上腺皮质功能的激动作用。因此，党参多糖的抗应激作用，可能与兴奋下丘脑垂体 - 肾上腺皮质轴系统有关。但摘除小鼠双侧肾上腺，其抗缺氧作用仍然存在，故可能还有其他作用机制，这有待进一步研究。

十一、对血液及造血系统的作用

党参能减少家兔血液的白细胞数，增加红细胞及血红蛋白，抑制血小板聚集，有抗血栓作用。党参根提取物和总糖苷预防性给予大鼠，能防止大鼠因松节油刺激引起的细胞炎症的进展。党参能增加血红蛋白的含量，皮下注射党参煎剂，可使红细胞数与血红蛋白含量明显增加，而白细胞数显著降低。党参加丹参能对抗冠心病心绞痛患者血小板聚集，抑制血浆 TXA2 合成而不影响 PGI2 合成，并且其抑制效应与用量呈一定的量效关系。党参提取物能提高实验动物心泵血量而不影响心律，增加脑、下肢及内脏血流量，并能对抗肾上腺素的作用。

十二、其他

党参水提液可明显提高小鼠抗高温能力。党参浓度为 4mg/ml 时，对体外培养人淋巴细胞有丝分裂有促进作用，比较大的剂量反而抑制有丝分裂。党参还能使小鼠血浆皮质酮含量增加。血气分析提示，党参不仅可降低机体的氧耗量，还可增加供氧的作用，这种作用可能与药物能兴奋中枢有关。另，党参对垂体肾上腺皮质系统有兴奋和调节作用，这可能是对辐射损伤有保护作用的机理。

党参氯仿甲醇提取物、80% 乙醇提取物、醇沉液提取物对大肠杆菌、金黄色葡萄球菌、链球菌和沙门氏菌有抑制作用。党参醇提物对卡他布朗汉姆氏菌、表皮葡萄球菌、甲型或乙型溶血性链球菌、枯草芽孢杆菌、炭疽芽孢杆菌、大肠埃希氏菌、金黄色葡萄球菌和肺炎克雷伯氏菌、伤寒沙门氏菌、变形杆菌有抑制作用。党参脂对大肠杆菌、绿脓杆菌、金黄色葡萄球菌、钩端螺旋体有较明显抑制或杀灭作用。

党参皂甙对动物瘤株荷淋巴白血病（P_{388}）、荷艾氏腹水癌（EC）及荷肝癌（Hep）有较明显的抑制作用。党参脂溶性成分对瘤株 P_{388} 及 Hep 有一定的抑制作用。

第三节 党参的制剂

一、党参制剂概况

吕建军等收集整理了《卫生部药品标准》中药成方制剂中所有含党参的制剂，通过对党参制剂治疗的核心证候和高频疾病的组方规律进行整理发现，排在前三位的证候为气血两虚证、脾胃气虚证及肝肾亏虚证，具体结果见表3–1。

表3–1　含党参的成方制剂主治证候频次统计

证候	频次	证候	频次
气血两虚证	106	气阴两虚证	21
脾胃气虚证	38	心神不宁证	19
肝肾亏虚证	32	肾阳虚证	14
风寒湿凝滞筋骨证	27	脾胃阳虚证	14
脾虚食积证	24	精血亏虚证	13

党参的临床应用广泛，在国家标准处方中含有党参的有679条，收载于《中国药典》2020年版一部含党参的制剂有263个品种，其余收载于《卫生部药品标准·中药成方制剂分册》、《新药转正标准》和《国家中成药标准汇编》等其他

标准。从剂型上看，包括了常用中药剂型。除了传统的丸剂、散剂、煎膏剂外，还有现代新剂型，如片剂、硬胶囊、软胶囊、颗粒剂、合剂、糖浆剂、酒剂、茶剂、注射剂等。国家药品监督管理局药品数据查询结果显示，中成药名称中含党参的有 138 条，其中最多的是生脉饮（党参方），达 79 家生产企业，还有衍生出来的生脉颗粒（党参方）、生脉糖浆（党参方）、生脉片、生脉饮软胶囊（党参方）等新剂型。按照主治证候列举部分常用党参制剂，如下所示。

❶ 八珍颗粒

【组成】党参 60g，炒白术 60g，茯苓 60g，炙甘草 30g，当归 90g，炒白芍 60g，川芎 45g，熟地黄 90g。

【功效主治】补气益血。用于气血两虚，面色萎黄，食欲不振，四肢乏力，月经过多。

【出处】《中国药典》2020 年版一部。

❷ 八珍丸

【组成】党参 100g，炒白术 100g，茯苓 100g，甘草 50g，当归 150g，白芍 100g，川芎 75g，熟地黄 150g。

【功效主治】补气益血。用于气血两虚，面色萎黄，食欲不振，四肢乏力，月经过多。

【出处】《中国药典》2020 年版一部。

❸ 健脾糖浆

【组成】党参 51.3g，炒白术 76.9g，陈皮 51.3g，枳

实（炒）51.3g，炒山楂38.5g，炒麦芽51.3g。

【功效主治】健脾开胃。用于脾胃虚弱，脘腹胀满，食少便溏。

【出处】《中国药典》2020年版一部。

❹ 理中丸

【组成】党参75g，土白术75g，炙甘草75g，炮姜50g。

【功效主治】温中散寒，健胃。用于脾胃虚寒，呕吐泄泻，胸满腹痛，消化不良。

【出处】《中国药典》2020年版一部。

❺ 参芪阿胶胶囊

【组成】党参425g，枸杞子250g，黄芪150g，人参2.5g，阿胶25g，冰糖47.2g。

【功效主治】补气，养血。用于气虚血亏，久病体弱。

【出处】《国家中成药标准汇编·内科气血津液分册》。

❻ 参芪白术片

【组成】党参63g，茯苓42g，白术（炒）84g，山药63g，白扁豆（炒）63g，莲子（炒）63g，薏苡仁（炒）42g，砂仁42g，桔梗42g，炙甘草42g，陈皮21g。

【功效主治】健脾，止泻。用于脾胃虚弱，不思饮食，或吐或泻，形瘦疲乏，面色萎黄。

【出处】《中华人民共和国卫生部药品标准·中药成

方制剂》。

❼ 千金止带丸（大蜜丸）

【组成】党参50g，炒白术50g，当归100g，白芍50g，川芎100g，醋香附200g，木香50g，砂仁50g，小茴香（盐炒）50g，醋延胡索50g，盐杜仲50g，续断50g，盐补骨脂50g，鸡冠花200g，青黛50g，椿皮（炒）200g，煅牡蛎50g。

【功效主治】健脾补肾，调经止带。用于脾肾两虚所致的月经不调、带下病，症见月经先后不定期、量多或淋漓不净、色淡无块，或带下量多、色白清稀、神疲乏力、腰膝酸软。

【出处】《中国药典》2020年版一部。

❽ 十全大补酒

【组成】党参80g，白术（炒）80g，茯苓80g，甘草（蜜炙）40g，当归120g，川芎40g，白芍（炒）80g，熟地黄120g，黄芪（蜜炙）80g，肉桂20g。

【功效主治】温补气血。用于气血两虚，面色苍白，气短心悸，头晕自汗，体倦乏力，四肢不温，月经量多。

【出处】《中华人民共和国卫生部药品标准·中药成方制剂》。

❾ 参杞颗粒

【组成】党参250g，枸杞子250g，蔗糖800g，糊精100g。

【功效主治】补益中气。用于气虚体弱，四肢无力。

【出处】《国家中成药标准汇编·内科脾胃分册》。

⑩ 肠胃宁片

【组成】党参96g，白术64g，黄芪96g，赤石脂190g，姜炭38g，木香38g，砂仁38g，补骨脂96g，葛根96g，防风38g，白芍64g，延胡索64g，当归64g，儿茶32g，罂粟壳38g，炙甘草64g。

【功效主治】健脾益肾，温中止痛，涩肠止泻。用于脾肾阳虚所致的泄泻，症见大便不调、五更泄泻、时带黏液，伴腹胀腹痛、胃脘不舒、小腹坠胀；慢性结肠炎、溃疡性结肠炎、肠功能紊乱见上述证候者。

【出处】《中国药典》2020年版一部。

⑪ 归脾丸

【组成】党参80g，炒白术160g，炙黄芪80g，炙甘草40g，茯苓160g，制远志160g，炒酸枣仁80g，龙眼肉160g，当归160g，木香40g，大枣（去核）40g。

【功效主治】健脾开胃。用于脾胃虚弱，脘腹胀满，食少便溏。

【出处】《中国药典》2020年版一部。

⑫ 参芪膏

【组成】党参500g，黄芪500g。

【功效主治】补脾益肺。用于脾肺气虚，动辄喘乏，四肢无力，食少纳呆，大便溏泄。

【出处】《中华人民共和国卫生部药品标准·中药成方制剂》。

⑬ 十全大补膏

【组成】党参 80g，白术（炒）80g，茯苓 80g，甘草（蜜炙）40g，当归 120g，川芎 40g，白芍（酒炒）80g，熟地黄 120g，黄芪（蜜炙）80g，肉桂 20g。

【功效主治】温补气血，用于气血两亏引起面色苍白，气短心悸，体倦乏力，四肢不温。

【出处】《中华人民共和国卫生部药品标准·中药成方制剂》。

⑭ 参芪健胃冲剂（胃炎灵冲剂）

【组成】党参 111g，当归 111g，山楂 111g，黄芪 111g，茯苓 111g，甘草 50g，白术 111g，桂枝 67g，陈皮 67g，紫苏梗 67g，白芍 111g，海螵蛸 33g，青木香 56g，蒲公英 133g。

【功效主治】温中健脾，理气和胃。主治脾胃虚寒型的慢性萎缩性胃炎，适用于胃脘胀痛，痞闷不适，喜气喜按，嗳气呃逆等症。

【出处】《中华人民共和国卫生部药品标准·中药成方制剂》。

⑮ 参芪鹿茸口服液

【组成】党参 100g，黄芪 100g，鹿茸 10g，蜂王浆 40g，蜂蜜 1000g，羟苯乙酯 0.5g，杨梅香精 1.5ml。

【功效主治】益气养血，补肾生精。用于脾肾两虚所致虚劳羸瘦，肾亏遗精，腰腿疼痛，头晕目眩及久病体衰，食欲不振。

【出处】《国家中成药标准汇编·内科气血津液分册》。

⑯参芪首乌补汁

【组成】党参170g，黄芪100g，制何首乌170g，黄精170g。

【功效主治】补气养血，益肝肾。用于气血不足，肝肾亏损贫血，神经衰弱，产后血亏。

【出处】《中华人民共和国卫生部药品标准·中药成方制剂》。

⑰参杞酒

【组成】党参320g，枸杞子320g。

【功效主治】补气益脾，滋补肝肾。用于气血不足，腰膝酸软，食少，四肢无力。

【出处】《中华人民共和国卫生部药品标准·中药成方制剂》。

⑱参杞糖浆

【组成】党参300g，枸杞子300g，蔗糖600g，苯甲酸钠3g。

【功效主治】补气健脾，滋补肝肾。用于气血不足，倦怠无力，虚劳精亏，肝肾不足，腰膝酸软。

【出处】《国家中成药标准汇编·内科气血津液分册》。

⑲ 四君子丸

【组成】党参200g，炒白术200g，茯苓200g，炙甘草100g。

【功效主治】益气健脾。用于脾胃气虚，胃纳不佳，食少便溏。

【出处】《中国药典》2020年版一部。

⑳ 参茸保胎丸

【组成】党参66g，龙眼肉20g，菟丝子（盐炙）33g，茯苓58g，艾叶（醋制）41g，黄芩66g，白芍41g，炙甘草28g，桑寄生41g，羌活20g，鹿茸20g，川贝母20g，化橘红41g，香附（醋制）41g，山药50g，白术（炒）50g，熟地黄41g，阿胶41g，当归50g，川芎（酒制）41g，续断41g，杜仲58g，砂仁33g。

【功效主治】滋养肝肾，补血安胎。用于肝肾不足，营血亏虚，身体虚弱，腰膝酸痛，少腹坠胀，妊娠下血，胎动不安。

【出处】《中国药典》2020年版一部。

㉑ 归脾合剂

【组成】党参68g，炒白术136g，炙黄芪68g，炙甘草34g，茯苓136g，制远志136g，炒酸枣仁68g，龙眼肉136g，当归136g，木香34g，大枣（去核）34g，生姜17g。

【功效主治】益气健脾，养血安神。用于心脾两虚，气短心悸，失眠多梦，头昏头晕，肢倦乏力，食欲不振，崩漏便血。

【出处】《中国药典》2020年版一部。

㉒ 舒心口服液

【组成】党参225g，黄芪225g，红花150g，当归150g，川芎150g，三棱150g，蒲黄150g。

【功效主治】补益心气，活血化瘀。用于心气不足，瘀血内阻所致的胸痹，症见胸闷憋气、心前区刺痛、气短乏力；冠心病心绞痛见上述证候者。

【出处】《中国药典》2020年版一部。

㉓ 参芪扶正注射液

【组成】党参，黄芪，氯化钠（注射用）。

【功效主治】益气扶正。用于肺脾气虚引起的神疲乏力，少气懒言，自汗眩晕；肺癌、胃癌见上述证候者的辅助治疗。

【出处】《国家药品标准（新药转正标准）》。

二、党参制剂与服用建议

（一）党参制剂

现党参多以复方制剂形式存在，从大类上可以分液体制剂和固体制剂，具体如下。

1. 党参液体剂型

临床应用最为广泛的汤剂属于液体剂型的一种，是中医临床应用最古老、最广泛、最能体现中医药独特优势的剂型，适用于病情复杂或者病情不稳定者。党参多与其他药物配伍制成各种剂型。常见的党参液体制剂包括酒剂、糖浆剂、合剂（口服液）、注射剂等。液体制剂分散度大，吸收快，给药途径多，可以内服、外用，且易于分剂量，服用方便。

口服液具有服用剂量小、吸收较快、质量稳定、携带和服用方便、易保存等优点，尤其适合工业化生产。有些品种可作为中医急症用药，如参芪鹿茸口服液、舒心口服液、归脾合剂等。

糖浆剂有生脉糖浆（党参方）、参芪糖浆等，含有蔗糖和芳香剂，能掩盖某些药物的不良味道，易于服用，特别是适宜儿童服用。

注射剂可以从皮内、皮下、肌肉、穴位、静脉与脊椎腔等部位注射给药，具有给药方便、起效迅速、药力较强的优势。如参芪扶正注射液，功效为益气扶正。用于肺脾气虚引起的神疲乏力、少气懒言、自汗眩晕，肺癌、胃癌见上述症候者的辅助治疗。

2. 党参固体制剂

党参固体制剂最多为丸剂，常见大蜜丸，如八珍丸、参苓健脾胃丸、归脾丸等，采用药材原粉加炼蜜制成。也有根据现代提取工艺制成的胶囊剂、片剂及颗粒剂等，如参芪阿胶胶囊、参芪白术片、参芪颗粒等。改进后的剂型不仅整洁、美观、容易吞服，还可以掩盖药物的不良臭味，减少药物的刺激性。

此外，党参还可以制成膏滋，如参芪膏、十全大补膏等，适用于治疗慢性疾病，有稳定性好、便于服用的优势。

（二）服用建议

不管是哪种剂型，各有优缺点，应依各人体质不同选择合适的剂型，如生脉系列，有生脉饮、生脉颗粒、生脉糖浆、生脉片、生脉饮软胶囊，如果是小孩或老人，首选便于服用的液体剂型，如生脉糖浆或生脉饮等，而不宜选择每次服用量大的片剂。

党参非常适合身体虚弱并且脾胃比较敏感的人群服用，主要针对的是虚证人群，如果身体虚弱同时带有邪气的话，最好不要食用党参。大多党参制剂用药期间应注意：①忌辛辣、生冷、油腻食物，且内有实热及阴虚火旺者禁用。②感冒发热患者不宜服用。③服本药时不宜同时服用藜芦或其制剂。④本品为气血双补之药，性质较黏腻，有碍消化，故咳嗽痰多、脘腹胀痛、纳食不消、腹胀便溏者忌服。⑤孕妇慎用。

三、党参保健食品与服用建议

保健食品具有特定的保健功能，在养生方面具有独特优势，为维护人体健康发挥了重要的作用。据调查，目前国产保健食品组成中明确含有党参的配方共有 178 个，涉及多种保健功能。其中最常见的保健功能是增强免疫力、改善营养性贫血。党参保健食品的功效、出现频次及组成如表 3–2 所示。

表 3–2　党参保健食品的功效、出现频次及组成

功效	出现频次（次）	组成
增强免疫力	90	党参、枸杞子、黄芪、阿胶、当归、熟地黄
改善营养性贫血	42	党参、阿胶、黄芪、当归、葡萄糖酸亚铁、枸杞子
缓解体力疲劳	27	党参、枸杞子、白酒、当归、黄芪、水、淫羊藿
对胃黏膜损伤有辅助保护功能	12	党参、陈皮、茯苓、白术
抗氧化	7	党参、黄芪、枸杞子、菟丝子
对化学性肝损伤有辅助保护作用	7	葛根提取物、党参提取物、枳椇子提取物、红景天提取物、糊精
祛黄褐斑	6	党参、当归、红花
促进消化	6	党参、麦芽、山药
辅助降血脂	5	党参、茯苓
缓解视疲劳	3	葛根、枸杞子、党参
对辐射危害有辅助保护功能	3	红景天、党参、黄芪
提高缺氧耐受力	2	党参、枸杞子
调节肠道菌群	2	党参、茯苓、白术
通便	2	决明子、党参、黄芪
改善生长发育	1	麦芽、党参、山药
促进泌乳	1	党参、当归、益母草

（一）具有增强免疫力功效的保健食品

具有增强免疫力功效的保健食品中，应用较多的原料有党参、枸杞子、黄芪、阿胶和熟地黄，常用的原料组合是党参－枸杞子、党参－黄芪等。

党参味甘、性平，可补中益气，止渴、健脾益肺、养血生津。枸杞子可滋肾、润肺、补肝、明目。党参搭配枸杞子是气阴双补的配方，若使用单一的党参补气易燥热，加了枸杞子后可起到气阴双补的功效。例如健心口服液，主要原料是党参、枸杞子、山楂、大枣、荷叶、茯苓、蜂蜜、红花、茶多酚、水，具有增强免疫力和调节血脂的功效。

黄芪具有补气补虚、泻火解热的功效，与党参合用具有补气生津、改善供血、抗氧化等功效。如圣济胶囊，主要原料是黄芪、淫羊藿、党参、枸杞子等，每日1~2次，每次2~4粒口服，可增强免疫力，抗氧化。

增强免疫力的保健食品中各主要原料的出现频次如表3–3所示。

表3–3　含党参增强免疫力的保健食品中各主要原料的出现频次

序号	配方原料	出现频次（次）
1	党参	90
2	枸杞子	55
3	黄芪	31
4	阿胶	29
5	当归	23

续表

序号	配方原料	出现频次（次）
6	熟地黄	22
7	茯苓	19

（二）具有改善营养性贫血功效的保健食品

具有改善营养性贫血的功效的保健食品中，应用较多的原料是党参和阿胶，常用的原料组合有黄芪－党参、党参－阿胶、当归－党参等。

党参与黄芪搭配不仅可以补气生津，还具有益血、养血的作用。如当归阿胶黄芪党参熟地黄铁口服液，主要原料是黄芪、党参、熟地黄、当归、阿胶、葡萄糖酸亚铁、甜菊糖苷、纯化水，每日 3 次，每次 1 瓶，口服，具有改善营养性贫血的功效。值得注意的是，保健食品不能代替药物，且该产品中添加了营养素，与同类营养素同食不宜超过推荐用量。

阿胶味甘平，具有补血止血、滋阴润燥等功效，与党参组合食用可补中益气，补血养血。如雪叶红口服液，主要原料为阿胶、党参、白术、茯苓、大枣、当归、黄芪、葡萄糖酸亚铁等，具有改善营养性贫血的功效。

当归性味甘温，具有补血养血、调经止痛、润肠通便等功效，常用于治疗贫血，与党参搭配，具有相辅相成的作用，可加强药效。如丰泽口服液，主要原料为党参、当归、黄芪、阿胶、珍珠、玉竹、白芍、熟地黄等，具有改善营养性贫血的功效。

含党参改善营养性贫血的保健品中各主要原料的出现频

次如表3–4所示。

表3–4 含党参改善营养性贫血的保健品中各主要原料的出现频次

序号	配方原料	出现频次（次）
1	党参	42
2	阿胶	33
3	黄芪	31
4	当归	29
5	葡萄糖酸亚铁	17
6	枸杞子	17
7	熟地黄	16

（三）党参用于保健食品的研究概况

党参多糖是党参的主要活性成分，具有增强免疫力、提高缺氧耐受力、抗氧化、抗肿瘤、抗辐射、增强记忆和提高学习能力等功效。因此，优化党参多糖提取工艺一直以来都是党参类保健食品研究的主要内容。

比如，在保健醋饮料的研制中，需要考察料液比、提取时间、提取温度、醇沉浓度等。在党参复合保健饮料的制备工艺研究中，对浸泡时间、回流次数、提取液浓缩量、配方用量进行了研究。

（四）对党参资源开发利用的展望

目前，对党参的开发应用多停留在其根部，而忽略了党参地上部分的应用，造成了极大的浪费。研究表明，党参地上部分与其根部所含有的化学成分基本相近，且其总皂苷、部分人体必需氨基酸、微量元素等的含量均高于根部。中国农业科学院中兽医研究所用党参茎叶拌饲料进行实验发现，党参茎叶不仅可以增加猪仔重量、蛋重、产蛋率，还可以降低胆固醇的含量。因此，有必要加大党参地上部分的开发利用。

有学者利用新疆党参的叶片诱导出愈伤组织，并与原植物地上部分多糖含量进行比较，发现愈伤组织多糖含量是原植物的二倍。该研究结果为党参有效成分大量工业化生产提供可能，因此，加强对党参组织培养物的研究，可为扩大资源提供新的途径。

（五）选用党参保健食品注意事项

保健食品是食品，不是药物，不能代替药物治疗疾病。保健食品不同于药品的主要区别是药品以治疗为目的，而保健食品是起预防作用或辅助治疗作用，更注重安全性。真正患病时，还是需要药物来进行治疗。购买保健食品时注意不要盲目听信夸大宣传和虚假宣传，以免延误治疗。

保健食品并非人人适用。目前保健食品的功能很多，适宜人群也有很大的差异，在选购保健食品的时候，重要的是看产品的说明书或标签，了解产品保健功能、适宜人群、不适宜人群、注意事项等。保健品选择要以每个人不同的自身健康状况、年龄、身体素质酌定，最好在专业人士指导下进行。服用剂量不宜过大、时间不宜过长，要适度，切忌滥补、过补。

1. 注意保健食品包装上的批准文号和标识

选购保健食品要认清、认准产品包装上的保健食品标志及保健食品批准文号。国家正式批准的保健食品都有“保健食品”标志，俗称小蓝帽标识。保健食品的标志为天蓝色专用标志，与批准文号上下排列，标志下面的批准文号有“卫食健字”和“卫食健进字”（2003 年前），或“国食健字 G”和“国食健字 J”（2003 年后），分别为国产产品和进口产品。保健食品批准文号可在国家市场监督管理局官网（http：//www.samr.gov.cn/）服务 – 我要查 – 食品 – 特殊食品信息查询栏目查询到相关信息。

2. 注意查看产品包装及说明书

要依据产品功能和适宜人群科学选用，并按标签、说明书的要求食用。保健食品的最小销售包装或说明书上应标注产品名称、主要原料、功效成分或者标志性成分及含量、保健功能、适宜人群、不适宜人群、食用方法及食用量、规格、保质期、贮藏方法、注意事项、生产企业名称、地址、生产许可证号、联系方式。联系方式除标注邮政地址、邮编外，还应标注以下至少一项内容：电话、传真、销售热线、网络联系方式等。

保健食品标签和说明书不得标注明示或暗示具有预防、治疗疾病作用，或虚假、夸张或欺骗性的文字、图形、符号以及其他法律、法规和标准禁止标注的内容。

所有进口的“保健食品”包装上的说明文字也应该是中文，还应当标明生产国（地区）和经营企业的名称、地址。如果只有外文说明，或上述信息不全，可推测此产品非批准的保健食品。

3. 注意产品的不适宜人群和注意事项

保健食品的最小销售包装上注明了一些不适宜人群或注意事项提醒消费者，消费者在选用这类保健食品时要注意是否适合。特别是体弱的老人、常年患有慢性病的患者、儿童、青少年、孕妇等，一定要在选择保健食品时注意查看服用禁忌，以免造成对身体的危害。

4. 注意产品质量和生产日期

购买保健食品时，务必要注意产品的生产日期和有效期，如产品质量有问题，产品发霉、变质，或过期，切不可食用。

5. 注意选购保健食品应找正规场所

选购保健食品要到正规的商场、超市、药店等经营单位购买，并索要发票或销售凭据。

消费者如对所购买的保健食品质量安全有质疑，或发现存在虚假宣传等违法行为，请及时向当地市场监管部门举报，也可拨打投诉举报电话：12315。

第四节
党参的合理应用

党参为中国常用的传统补益药，具有补中益气、健脾益肺之功效，临床使用广泛。《本草从新》记载："党参甘平，补中益气，和脾胃，除烦渴。"党参分布广泛，全国各地均有栽培，主产于东北、华北及山西、甘肃，四川等地，又名上党人参（《本经逢原》）、黄参（《百草镜》）、狮头参（《翁有良辨误》）、中灵草（《青海药材》）。虽然产地不同，但均用于治疗脾胃虚弱、肺虚喘咳、气短自汗、食少便溏、四肢乏力、气血两亏诸证。

《本草正义》载："党参力能补脾养胃，润肺生津，健运中气，本与人参不甚相远，其尤可贵者，则健脾运而不燥，滋胃阴而不湿，润肺而不犯寒凉，养血而不偏滋腻，鼓舞清阳，振动中气，而无刚燥之弊。"

一、单味党参用法用量

（一）用法

针对不同的病证和用途，党参可生用或炙用，也可用膏滋。生党参益气生津养血力胜，常用于治疗气津两伤或气血两亏证，炙后党参的功效有所提高，针对不同需求，可选择相应的用法。

1. 生用

（1）党参片：《中国药典》2020 年版一部“药材与饮片”中规定，党参除去杂质，洗净，润透，切厚片，干燥，即得党参片。党参片既可以药用煎服，又可以沏茶、煲汤、泡酒、入膳等。在沏茶时，党参切粒，与其他材料一起泡茶。例如，与 5~10 颗红枣一起泡茶，谓之党参红枣茶，具有健脾补血的功效，治疗病后体弱、贫血、心悸、脾虚气短、四肢无力等。在煲汤时，党参切段，与其他中药材煲汤。例如：与当归、黄芪、枸杞子、百合、红枣、桂圆肉等一起煲鸡汤，具有扶气养血的功效。在泡酒时，取党参 1 条，以白酒 500g 浸泡，密封，经 7 天后开取。每天喝适量，和饭菜一起用更好，泡酒后的党参可以食用。

（2）党参段、党参粒、党参节和党参柳叶片（甘肃省中药材产地生产加工标准 DB62/T003GF–2019）：因产地加工切制的形状不同，故有不同的名称，但与党参片具有类似的作用，用法用量与党参片相同。

（3）党参超微配方颗粒（湖南中药饮片炮制规范 2021 年版）：将药材净选，洗净，干燥，粉碎成极细粉即得。用法为开水冲服，每日 2.5~8.3g，儿童酌减。

2. 炙用

（1）米炒党参：《中国药典》2020 年版一部规定，取党参片，照炒法用米炒至表面深黄色，取出，筛去米，放凉。每 100kg 党参片，用米 20kg。炒后气变清香，能增强和胃、健脾、止泻作用。多用于治疗脾胃虚弱，食少、便溏。

（2）蜜炙党参（《湖南省中药饮片炮制规范》2021年版）：取净党参片，照蜜炙法炒至药物呈深黄色，不粘手。每100kg党参，用炼蜜25kg。蜜党参增强了补中益气、润燥养阴的作用，多用于治疗气血两虚之证，如气短乏力、内脏下垂、四肢倦怠、妇女月经不调。

（3）麸炒党参（《湖南省中药饮片炮制规范》2021年版）：取净党参片，照麸炒法炒至党参呈黄色。每100kg党参，用麦麸15~20kg。麸炒党参健脾、益气，和胃健脾作用增强。

3. 膏滋

潞党参膏滋：每瓶300ml。每次5~10ml，每天2~3次，温开水冲服。小儿酌减。

功效主治：补中益气，健脾益肺，滋补健壮。可用于治疗脾肺虚弱所致的气短、心悸、食少便溏、虚喘咳嗽。尤以小儿脾虚泄泻、妇女贫血及慢性胃炎、慢性肾炎等见脾肺气虚证者为宜。

（二）用量

“药食同源”的观念在中华民族文化中早已形成，在中医学起源之时，就伴随了药膳的萌芽。药食同源既与我国中医药基础理论一脉相承，同时又是我国极具特色和魅力的饮食文化遗产。党参既可作为补益类中药，又可作为功能性食品，药食同源，同时还具有保健品作用。

《中国药典》规定党参用量为9~30g。《中华本草》载：“内服：煎汤，6~15g；或熬膏、入丸、散。生津、养血宜生用；补脾益肺宜炙用。”作为治疗药物，切勿擅自更改党参用量，应遵医嘱，严格按照医师处方剂量与要求服用。作为保健品，党参用量为每日 5~10g。作为功能性食品，可用于沏茶、煲汤，一般取用 10~15g；用于泡酒，取党参 1 条，以白酒 500g 浸泡。

二、党参配伍应用

（一）党参配黄芪

党参具有补中益气、健脾益肺的功效，身体虚弱、胃口不好的人适合服用；黄芪“乃补气之圣药”，能够治疗气虚乏力，脾胃虚弱者。党参偏于阴而补中，黄芪偏于阳而实表。二药相须配伍，一表一里，一阴一阳，相互为用，补气之力更大，共奏扶正补气之功，是最常使用的补益中药。现常用于治疗心脑血管、高血压等疾病。

（二）党参配玉竹

党参甘平微温而补气，玉竹甘平微寒而养阴，微寒与微温相配合，不寒不热，不燥不腻。党参为阳，玉竹为阴，阴得阳而化，阳得阴而生，阳生阴长，使机体的阴阳化生无穷。党参与玉竹的作用都很柔和缓慢，宜久服。所以，久病体虚、气血两虚、气阴双亏者皆可使用。

（三）党参配茯苓

党参补气健脾，偏于补中，茯苓味甘、淡，性平，为利水渗湿之要药。二者合用，益气健脾，可用于治疗脾虚气弱之证，以补气健脾，恢复中焦的健运。茯苓与党参配伍不仅可助党参补脾，其利水渗湿作用又符合脾喜燥恶湿的生理特点。二者配伍主要用于治疗脾气虚弱导致的倦怠无力、食少便溏。

（四）党参配山药

党参对神经系统有兴奋作用，可增强机体抵抗力、降低血压、增加血红蛋白、增强人体免疫力，提高超氧化物歧化酶的活性，增强消除自由基的能力，还具有调节胃肠运动、抗溃疡、抑制胃酸分泌、降低胃蛋白酶活性的作用；山药补脾养胃，生津益肺，补肾涩精，用于治疗脾虚食少、久泻不止，肺虚喘咳，肾虚遗精带下、尿频虚热消渴。二者配伍，治疗幽门螺杆菌感染性胃病疗效显著，无不良反应。

（五）党参配熟地黄、白芍

党参配伍熟地黄、白芍能使急性失血性血虚模型小鼠的红细胞（RBC）、血红蛋白（Hb）和红细胞压积（HCT）显著提高，小鼠外周细胞值达到正常水平，红细胞数目同正常小鼠一致，较单用时效果明显。

（六）党参配生地黄

党参与生地黄配伍能增强机体对自由基的清除能力，减少脂质过氧化反应发生，提高肝细胞膜的稳定性，促进肝细胞内糖、核酸和蛋白质的合成，在预防D-氨基半乳糖（D-GalN）所致肝损伤方面发挥协同作用。

三、党参方剂举隅

❶ 丁萸理中汤（《医宗金鉴》）

【组成】丁香、吴茱萸、党参、白术、干姜、炙甘草。

【功效主治】温中补虚，降逆止呕。用于治疗脾胃虚寒呕吐证。

【服用方法】水煎服。

❷ 桂附理中丸（《饲鹤亭集方》）

【组成】附子一两，肉桂五钱，人参一两，白术二两，炮姜一两，炙草一两。

【功效主治】补肾助阳，温中健脾。用于治疗肾阳衰弱，脾胃虚寒，脘腹冷痛。

【服用方法】上药共研细末，密制为丸，一次服 10g，一日 3 次。

❸ 参苓白术散（《太平惠民和剂局方》）

【组成】莲子肉（去皮）、薏苡仁、缩砂仁、桔梗（炒令深黄色）各一斤，白扁豆（姜汁浸，去皮，微炒）一斤半，白茯苓、人参（去芦）、甘草（炒）、白术、山药各二斤。

【功效主治】补气健脾与祛湿止泻并行，以补脾为主，为治脾虚夹湿证之主方。适用于治疗脾虚湿盛证引起的饮食不化，胸脘气机不舒，肠鸣泄泻，四肢乏力，形体消瘦，面色萎黄。

【服用方法】上药为细末，每服二钱，枣汤调下，小儿剂量按岁数加减服之。或为丸剂吞服。也可水煎服，用量按原方比例酌减。

❹ 八珍益母汤（《景岳全书》）

【组成】益母草四两，人参、炒白术、芍药（醋炒）、川芎各一两，熟地黄、酒当归各二两，炙甘草五钱。

【功效主治】补气血，调月经。用于治疗月经量少，色淡，经期错后。

【服用方法】水煎服。

❺ 加味麦门冬汤（《医学衷中参西录·治女科方》）

【组成】干寸冬五钱（带心），野台参四钱，清半夏三钱，生山药四钱（以代粳米），生杭芍三钱，丹参三钱，甘草二钱，生桃仁二钱（带皮尖捣），大枣三枚（擘开）。

【功效主治】滋阴养肺，养血清热，调经降逆。用于治疗妇女倒经。

【服用方法】水煎服。

❻ 参芪补血汤（《顾氏医径》卷六）

【组成】党参10g，黄芪10g，川贝10g，远志6g，郁金6g，白芍10g，当归10g，白术10g，茯苓10g，炙甘草3g。

【功效主治】补益气血，敛疮生肌。主治失荣破溃，日久不敛。

【服用方法】水煎，内服。

❼ 补肾固冲丸（《古今名方》引罗元恺方）

【组成】菟丝子250g，川续断、白术、鹿角霜、巴戟天、枸杞子各90g，熟地黄、砂仁各150g，党参、阿胶、杜仲各120g，当归头60g，大枣50个。

【功效主治】补肾固冲，补气健脾，养血安胎。用于治疗先兆流产和习惯性流产有先兆症状者。

【服用方法】上药共研细末，蜜制为丸，1次服10g，1天3次。

❽ 调神攻坚汤（《千家妙方》）

【组成】柴胡15g，黄芩15g，苏子30g，党参30g，夏枯草30g，王不留行90g，牡蛎30g，瓜蒌30g，石膏30g，陈皮30g，白芍30g，川椒5g，甘草6g，大枣10枚。

【功效主治】疏肝理气，攻坚破瘀，行血痛经，消肿散结。主治乳腺癌，证属肝郁气滞，痰浊内结。症见胸胁胀痛，嗳气脘闷，情绪抑郁，或躁烦易怒，口苦口干，发热，面赤，舌质红，苔薄黄，脉弦数。也可用于治疗子宫肌瘤，证属气滞血瘀，或用于卵巢肿瘤等。

【服用方法】水煎服。

❾ 八物煎（《内外验方秘传》）

【组成】党参、黄芪、玉竹、白术、山药、百合、燕窝、桂圆肉。

【功效主治】补阴益气。用于治疗劳碌伤气，喑哑难言。

【服用方法】水煎服。

⑩ 健脾补肾汤（《古今名方》引关幼波方）

【组成】党参、川续断各15g，白术、茯苓、白芍、当归、五味子、菟丝子各12g，川厚朴、香附各9g。

【功效主治】健脾补肾。用于治疗慢性、迁延性肝炎，早期肝硬化，肝功能长期不正常等证属脾肾两虚者。

【服用方法】水煎服。

⑪ 人参健脾丸（《饲鹤亭集方》）

【组成】人参、白术（土炒）、陈皮、麦芽（炒）各二两，山楂（去核）一两五钱，枳实三两。

【功效主治】健脾补胃。用于治疗脾胃虚弱，食不消化，胸膈饱闷，便溏泄泻，内热体倦，伤酒吞酸，反胃呕吐。

【服用方法】水法丸服。

⑫ 金水六君子汤（《医门八法》）

【组成】党参五钱，归身（炒）五钱，熟地五钱，陈皮五分，法夏五分，茯苓一钱，炙草一钱。

【功效主治】补气养血，化痰平喘。用于治疗肺肾虚寒，水湿上泛为痰，湿痰内盛，咳嗽多痰，或年迈阴虚，血气不足，外受风寒，咳嗽呕恶，多痰喘急，舌苔白厚腻，脉滑等。

【服用方法】加大乌梅五个，生姜三片为引，水煎服。

⑬ 加味四君子汤（《验方新编》）

【组成】台党、当归各三钱，黄芪、白术各一钱，茯苓一钱，半夏八分，陈皮、炙草各五分。

【功效主治】补气健脾。用于治疗产后风瘫初起，手足痿弱，痰肿目眩，俗名产瘫。

【服用方法】水煎服。

⑭ 三消汤（《验方新编》）

【组成】真台党、白术、当归、茯苓、生地各一钱，黄柏、知母、黄连、麦冬、天花粉、黄芩各七分，甘草五分。

【功效主治】滋阴清热，益气养阴。主治三消，口渴饮水不止，或饮水多而作泻，或多食而易饥。

【服用方法】水煎服。

⑮ 理脾调中化湿膏（《慈禧光绪医方选议》）

【组成】党参六钱，于术（生、炒）各三钱，广皮三钱，姜连三钱（研），炒神曲四钱，炒谷芽四钱（研），壳砂三钱（研），麦冬六钱，云茯苓六钱，炙香附四钱（研），藿梗三钱，炙草四钱。

【功效主治】理脾调中化湿。用于治疗呕吐痞闷，不思饮食，脘腹胀痛，腹泻时作，消瘦倦怠，或气虚肿满等。

【服用方法】上药以水煎透，去渣，再熬浓汁，少兑炼蜜为膏。每服 1 匙，白开水送下。

四、党参与其他药物的相互作用

（一）协同作用

1. 党参与附子

党参与附子合用，益气温阳。治疗风湿性心脏病、房颤、心悸、气促、水肿等辨证属心肾阳虚、血瘀水饮互结者，可用党参 30 g、附片 6g。

2. 党参与白术

党参和白术配伍后，可以促进细胞的增殖，较白术和党参单味药促进细胞增殖的作用明显增强，表明有明显的协同作用。

（二）拮抗作用

党参与大黄、白及

单味药党参能使胃液酸度和胃蛋白酶活力升高，党参与白及、大黄配伍时，胃蛋白酶活力没有明显改善，说明党参与白及、大黄配伍时不能提高胃液酸度和胃蛋白酶活力，推测其药效成分的效应被另一种药材的成分或另一种药效成分所阻抑。白及、大黄对党参提高胃液酸度和胃蛋白酶活力方面的作用属于拮抗作用。

五、临床医师用药经验

党参甘平而不燥不腻，有补脾肺气和养血生津之效果，可代替部分方剂中的人参用于补中益气、生津养血，其但其药效较人参薄弱，且不能持久，故需在临床上加大剂量。对于气虚欲脱等急救方剂中的人参，则不宜用党参代替。临床上，党参常用于治疗脾肺虚弱，气血两亏，体倦无力，久泻或脱肛患者，以增强机体抗病能力。此外，党参亦常用于治疗缺铁性贫血、营养性贫血等。临床常用的含党参方剂有四君子汤、八珍汤、十全大补丸等。

（一）党参治疗脾胃虚弱型贫血

党参具有补中益气作用，是临床上治疗贫血的常用药，对于气血两虚型、脾肾阳虚型、肝肾阴虚型及肾虚血瘀型贫血皆有治疗效果。党参能够大幅度提高使用者的机体抵抗能力，增加红细胞和血红蛋白，临床上多将其用于治疗消化系统功能障碍以及缺铁性、营养性贫血属脾胃虚寒者。

（二）党参治疗低血压

潘金欣等比较了单用生脉注射液与党参黄芪方（党参、生地黄各 20g，麦冬、五味子、苍术、黄柏、川牛膝、薏苡仁、当归、川芎、甘草各 10g，制附子 5g）联合生脉注射液对透析中低血压的治疗效果，以服药 1 周后患者的临床症状、收缩压、舒张压、血红蛋白（Hb）、血浆白蛋白（ALB）、C 反应蛋白（CRP）水平以及不良反应为指标。经统计学分析，加用党参黄芪方的患者治疗效果更好。临床以党参、黄精各30g，炙甘草10g，每日1剂，治疗贫血性、感染性、直立性、原因不明性低血压10例，均获近期痊愈。

（三）党参定眩汤治疗高血压

老年高血压病因并非单一，多数因相合，且彼此影响，但尤以脾胃功能失调常见。脾居中州，通连上下，系阴阳气血化生之源及脏腑气机升降之枢纽，一旦脾气虚弱，升降失常，则脾的运化功能就会直接受到影响，从而导致气血亏虚或水液代谢失调而致湿邪停聚，清阳不知，浊阴不降，最终形成老年高血压。党参定眩汤中党参、白术、茯苓、甘草健脾益气，培补后天；川芎、当归、白芍养血活血；半夏、陈皮、荷叶、泽泻祛湿除浊；生龙骨、生牡蛎、代赭石重镇降逆，育阴潜阳；柴胡升举阳气，且与白芍相合调达疏理肝气。诸药相伍，共奏健脾益气、养血活血、祛湿化痰、升清降浊之功，且补而不腻，温而不燥，升不助逆，降不伐气，补泻并用，故临床疗效显著。

（四）党参治疗消化性疾病

党参对于慢性萎缩性胃炎、幽门螺杆菌感染性胃病、功能性消化不良脾虚肝郁证等消化系统疾病疗效确切。王国营治疗幽门螺杆菌感染性胃病患者的临床试验表明，党参山药汤的治疗效果优于奥美拉唑、阿莫西林以及甲硝唑三药联用，且无明显不良反应。王曦宇等研究表明，黄芪党参桂枝汤联合半夏厚朴汤可有效缓解功能性消化不良脾虚肝郁证患者的上腹痛、上腹灼烧感、恶心、餐后饱胀不适等症状，在 49 例患者中仅有 1 例出现轻微心悸。

（五）党参治疗化疗所致造血功能障碍

潞党参味甘，性平，入脾、肺经。善于补脾养胃，健运中气，具有补气生津之功效。潞党参花粉有明显的抗放疗和化疗毒性的作用。据蔡德政等报道，用潞党参花粉治疗在放疗、化疗中出现造血功能障碍的肿瘤患者 26 例，取得较满意效果。

（六）党参治疗急性高原反应

党参乙醇提取物制成糖衣片，每次 5 片，每天 2 次，连服 5 天，可预防急性高原反应。研究证实，党参片对减轻轻度高原反应急性期症状、稳定机体内环境、改善血液循环、加快对高原低氧环境的早期适应过程均有良好作用。

（七）党参治疗胃溃疡

胃溃疡早期一般表现胃脘疼痛、胃痞胀满、吐酸反酸及反胃腹泻等症状，若不及时干预诊治，将可能引发胃出血、胃穿孔、幽门梗阻、恶化癌变等严重疾病，甚至危及生命健康。党参提取物中含有多种抗氧化有效物质成分，如党参多糖、黄酮及皂苷等，可直接或间接作用于相关联的靶点或通路，以清除体内氧自由基（OFR），减缓脂质氧化反应，促进机体新陈代谢。党参还能够降低炎性细胞表达，改善胃组织炎症损伤；在机体内通过直接或间接调控前列腺素、生长因子、胃泌素等激素的合成释放从而减轻胃肠溃疡，加速修复愈合；具有明显的抗胃黏膜损伤作用，主要通过提高 PG 含量，促进合成释放 EGF，进而促使胃黏膜液分泌，增加胃黏膜血流量，抑制胃酸分泌，从而达到保护胃黏膜，加速溃疡痊愈的目的。

（八）党参防治气血两虚型肺癌化疗所致骨髓抑制

化疗药物主要通过促使骨髓纤维化、抑制功能和减少骨髓中成熟血细胞释放等导致骨髓抑制，继而导致贫血和免疫力下降。如未及时控制会造成严重感染，影响化疗进程，甚至危及生命。潞党参口服液有补中益气、健脾益肺功效，肺脾健则气血充盛，中气足则邪不伤正。潞党参口服液能增强化疗患者的免疫功能，减轻骨髓抑制，维持白细胞水平，提高临床疗效。现代药理学研究发现，潞党参中含有甾体类、苷类、酚酸类、木脂素类、多糖类等成分，其中党参多糖能不同程度地抑制恶性肿瘤细胞增殖，也可通过调节免疫系统，如激活巨噬细胞相关功能，减少肿瘤细胞，从而达到抗肿瘤效果。

（九）党参作为补益药的临床应用

通过对 100 例不同疾病患者使用含有补益药党参的治疗方案进行治疗发现，胃炎或胃溃疡、胃癌、2 型糖尿病、高脂血症以及因化疗所致的造血功能障碍或贫血、其他疾病患者的总有效率均较高，充分说明了补益药党参的应用价值。30 例患者采用胃痛方（党参、厚朴、黄芪、木香、茯苓、蒲黄、炒白术、煅瓦楞子、延胡索、五灵脂、两面针、炙甘草等）

治疗（观察组）1 个月后，观察组的总有效率（100.00%）高于对照组（96.67%），原因是胃痛方在益气健脾代表方（四君子汤）的基础上进行了加减，党参同黄芪、白术、茯苓等药材配伍，能够进一步增强行气止痛、补益脾胃、抗菌消炎等效果。在口服降糖药物的同时应用自拟参术益智地黄汤治疗 2 型糖尿病患者，在治疗 28 天后，患者空腹血糖、餐后 2 小时血糖、糖化血红蛋白水平以及总胆固醇、甘油三酯水平均低于单纯应用西药降糖药组，原因是方中党参能够起到降糖调脂的效果，与山药、白术、茯苓、山茱萸等配伍，可益气健脾，补中益肺，改善微循环。在胃癌患者术后化疗的同时予以补中益气汤，疗效显著，且不良反应轻微，有助于中医证候积分、生存质量评分的改善。乳腺癌术后化疗患者应用利血生片治疗的同时采用补益气血类中药治疗可预防骨髓抑制，促进化疗顺利完成。通过临床分析得知，补益类中药党参在多种疾病的治疗中均可取得较好的疗效。党参对人体消化系统、内分泌系统、免疫系统、循环系统等多个系统均具有调节作用，具有广泛的药理作用。

六、党参食疗

党参在中国有几千年的应用历史，被认为是一种滋补健身的圣药。记载党参食用历史最早的文献是《神农本草经》，党参被称为“五加”，并被认为具有滋阴补虚、增强体力等功效，是一种非常珍贵的中药材。在中国许多地方，党参都是当地民间传统食谱中的常用药膳材料之一。如四川、贵州、湖南等地，都有许多党参药膳和党参美食，如党参猪肚汤、鸡蛋党参汤、党参炖排骨等，这些食谱已经延续很多年。清代严洁《得配本草》中记载了党参与石莲、枣仁、蜂蜜、桑皮等食用的功效，“甘平，入手足太阴经气分。补养中气，调和脾胃。得黄芪，实卫。配石莲，止痢。君当归，活血。佐枣仁，补心。补肺，蜜拌蒸熟。补脾，恐其气滞，加桑皮数分，或加广皮亦可。气滞、怒火盛者，禁用”。除此之外，书中还对党参制膏法进行了描述。

此外，许多地方志都记载了党参作为食材的菜谱。据《岷县志》记载，当地有名的烹调师用鲜党参烹制了“鲜党参鸳鸯乳鸽打”等名菜；《广州市黄埔区志》中记载了圆肉猪心汤的制作方法，其中加入了党参 20g，具有养心安神、补益气血的功效，也可辅助治疗气血两虚之烦躁失眠等；《湛江市志》中记载的“鸡毛酒”也使用了党参、当归等多种名贵药材酿制而成。《高要市情读本》中的“南岸鸡煲蟹”、《广东省志 · 风俗志》中的“党参煲猪瘦肉”、《肇庆市鼎湖区志》中的“水炕炒鹅乸”、《清远市清城区志》中的“老鸡煲”，等等，都是用党参作为食品原料。由此可见，全国多个省份和地区都有使用党参作为食材食用的习惯。

（一）党参食用习惯

2018 年，刘国等人在全国 31 个省（市、自治区、直辖市）进行过一项针对党参食用习惯的调查，共收到有效问卷602份，其中男性257份，女性345份，覆盖了以汉族为主的14个民族，包含了“和平质、气虚质、阳虚质、阴虚质、痰湿质、湿热质、血瘀质、气郁质、特禀质”等9大体质。

调查结果显示，被调查者多是通过科普书籍和家族传承两种主要方式获取党参烹饪方法，每月食用党参的人数占27.1%，主要以家庭烹调为主，食用方式主要以煲汤（占98%）、泡酒（占48%）、泡茶（占42%）为主。

（二）党参作为食材应用

党参一般用9~30g，煲汤、煮粥、泡酒、泡茶均可。生津、养血宜生用，补脾益肺宜米炒或炙用。党参补气兼能养血，这是它的一大特点，所以气血两虚之气短心悸、疲倦乏力、面色苍白、头昏眼花、胃口不好、大便稀软、容易感冒的人，都宜服用党参。

1. 党参煲汤

对于气虚体质、痰湿体质和气郁体质的人来说，可在煲汤食材中加入党参，以起到补气、健脾、化湿、通利等作用。

田七党参瘦肉汤

瘦肉、党参、红枣、田七、姜片、葱段少许、盐少许。将洗净的瘦肉切成条，再切成大块，备用。锅中水烧开，倒入瘦肉块，拌匀匀去血渍，捞出。然后在砂锅中注入水烧热，倒入瘦肉块。放入备好的党参、红枣和田七，撒上姜片、葱段，拌匀。烧开后转小火煮约2小时，至食材熟透。加盐拌匀，大火煮至汤汁入味，盛出即可。具有滋补养生功效。

党参猪腰

党参、山药各20g，当归10g，猪腰500g（剔去筋膜），置于大碗中，加水适量，炖熟后浇上酱油、醋，加入姜丝、蒜末、麻油等调料食用。有养血、益气、补肾之效，适宜于气血不足之心悸气短、失眠、自汗者服用。健康人食用能增添精力，防病强身。

党参猪心

猪心1只，破开洗净，党参30g，当归15g，共入猪心内，隔水炖熟，加盐调味，分2次食用。适宜于心血虚所致面色萎黄多汗、失眠者服用。

党参当归炖猪心

猪心1只，党参30g，当归15g，盐适量。将猪心剖开洗净，与党参、当归一起放入炖盅内。加入适量的水，隔水炖熟，加盐调味即成。有益气养血、活血化瘀之效。适宜于气血虚弱型贫血患者服用，临床常表现为头晕乏力、心悸失眠、自汗不止等。

党参何首乌煲猪骨

猪骨段500g，何首乌20g，党参15g，红枣4枚，一同放入锅中，沸水煲5分钟，去沫，改小火煲40分钟。加姜2片、白糖适量，再煲20分钟至熟，加盐调味即可。服后可益气健身。

党参鸡

母鸡1只，去毛，从裆部剖开，弃肠杂，洗净。取党参30g、当归15g，纳入鸡腹，并加葱、姜、料酒、食盐适量，小火煨炖至烂熟即可食用。有补虚、益气、养血之作用。适宜于久病体衰、贫血、食欲不振者服用。健康人食之能保健强身。

党参当归乌鸡汤

党参、当归各50g，乌鸡1只。乌鸡宰杀去毛及内脏，将党参和当归用布包好，放入鸡腹内，煮熟后用食盐调味，分数饮服。适宜于子宫虚寒，长久不孕者服用。

党参雪莲花鸡汤

党参15g，雪莲花3g，薏苡仁100g，分别装袋。将母鸡1000g入锅加水，入药袋及葱姜，烧开后改小火炖熟。捞出鸡切块，薏苡仁解袋倒入碗中，加鸡汤，用盐调味。可调经，补肾。

参芪兔肉汤

兔肉250g，与党参30g、黄芪30g、淮山30g、大枣5枚一起放入锅内，加水适量，大火煮沸后用小火煲2小时，以盐调味即可。服之补气健脾。

2. 党参粥

党参大米粥

党参30g，大米100g。党参先用水煎取汁，用药汁煮大米为粥，1~2次食完。可补脾益气，适宜于病后体弱、食少乏力者服用。

黑米党参粥

党参、白茯苓各15g，生姜块5g，黑米100g，冰糖60g，加水适量，共煮成粥。具有补中益气、健脾养目的作用，适合气虚体弱、脾胃虚弱、全身倦怠无力、食欲不振、大便稀薄等患者食用。

党参黄芪红枣粥

党参20g（或东北人参6g），黄芪20g，红枣15枚，生姜5片，粳米100g，共煮稀粥。每日早餐蒸热啜食，也可早晚各服1次。具有强心、补气、消肿的功效，适宜于老年慢性心功能不全患者服用，凡肺源性心脏病、风湿性心脏病患者，平日有心悸、气短、浮肿、咳喘、紫绀、自汗等症状者，均可使用。值得注意的是，高血压性心脏病患者不宜用。

党参食疗粥

黄芪、党参、山药、薏苡仁、黑豆、红小豆各30g，芡实、大枣各10g，炒鸡内金6g，糯米60g，共煮成粥，早晚各1次。具有健脾补肾、益气扶正、利水消肿的作用，适宜于慢性肾炎，蛋白久不消除者服用。

山楂党参粥

干山楂、潞党参各20g，粳米200g，洗干净后，以文火煲至黏稠。可消食去脂，补气强心。适宜于冠心病患者服用。

党参健脾粥

党参（或西洋参）3g，山药12g，陈皮3g，薏苡仁10g，芡实5g，粳米（或小米）30g，共煮成粥。该粥具有补益脾胃、补养气血、燥湿化痰、养阴生津等功效。

参莲大枣粥

党参10g，干莲子10g，大枣10枚，粳米30g，共煮成粥。早晚各服一次，具有健脾益气止泻的功效。

参枣米饭

党参10g，大枣10个，糯米150g。先将参、枣洗净，煎水取汁，另将糯米隔水蒸熟后反扣于碗中，上浇参及其汁液，放入适量白糖。每日可食2次，可以补脾益气。

参苓粥

党参、茯苓、生姜各10g，粳米100g。先将党参等三味煎水取汁，后下米煮成粥，可加盐调味食。以党参、茯苓补脾益胃，生姜温中健胃、止呕，粳米益脾养胃。适宜于脾胃虚弱，少食欲呕，消瘦乏力者服用。

3. 党参泡酒

药酒主要分三种：滋补保健性药酒、治疗性药酒、美容养颜性药酒。其中滋补保健性药酒具有调理身体、保持虚实平衡、补气养血、提高免疫力、延年益寿等功效。治疗性药酒主要以治疗疾病为目的。美容养颜性药酒主要通过调节身体外在表面，使人容光焕发。因此自制药酒的人群，需根据自身条件，选择合理的药酒配方。

党参酒经验方

老条党参1条（或40g），白酒500ml。将党参拍出裂缝或切成小段，置容器中，加入白酒，密封，浸泡7~14天，即可饮用。适宜于脾虚肢冷、食欲缺乏、肺虚气喘、头晕心慌等患者服用，具有健脾益气、止渴生津的功效。

百寿长春酒配方

党参、生地黄、茯苓各150g，白术、白芍、当归、神曲各100g，川芎50g，桂花500g，桂圆肉400g，冰糖1.5kg，白酒15kg。将药材制成粗粉，装袋，用酒浸泡 4~5 天，过滤，加入冰糖。适宜于虚劳损伤、偏瘫等患者服用，具有强筋健骨、补肝益肾、补养气血、健脾助运、延年益寿的功效。

十全大补酒配方

党参、炒白术、白茯苓各 80g，当归、熟地黄各 120g，炙甘草、川芎药各 40g，炒白芍、炙黄芪各 80g，肉桂 20g，白酒 1720ml，蔗糖 172g。将前十种药材制成粉末，用白酒浸渍 2 天，按渗漉法，以 1~3ml/min 的速度缓缓渗出，收集渗出液，加入蔗糖，搅匀，静置，过滤，即可饮用。适宜于气血两虚之面色苍白、心悸气短、头晕乏力等患者服用，具有温补气血的功效。

4. 党参泡茶

党参泡茶的方式多种多样，功效也不尽相同。

菊花党参茶

党参性温，可缓解菊花的寒凉，将菊花与党参一起泡茶，再搭配上玫瑰花、大枣，不仅味道好，不寒不燥，还具有补气养血的功效。

党参陈皮茶

干姜 5g，党参 5g，陈皮 5g。用水泡代茶饮即可。有健脾温中散寒的功效，适宜于脾胃虚寒，肠鸣反复等患者服用。

北芪党参饮

北芪、党参各15g，与大枣10枚一同煎汁，加适量白糖服食。每天1剂，连服1周。可以补气摄血。

益气提神茶

党参10g、枸杞子12g、麦芽12g、山楂10g、红茶5g、红糖20g。对于体质虚弱者，可起到补气养血、健脑提神的作用。

红枣党参桂圆茶

党参2根、红枣10个、桂圆肉8粒、生姜2小片。对于出汗太多，身体虚弱者，具有补血益气安神的功效。

党参薏苡仁茶

党参10g、薏苡仁50g、黄芪20g、生姜12g、大枣10g。对于身体虚弱、精神疲乏、饮食欠佳、大便偏溏的老年人，以及气血虚弱、下肢浮肿、面色萎黄、全身乏力的患者，具有补中益气、健脾除湿的功效。

党参茶经验方1

党参8g，黄芪8g，白术8g，龙眼肉10g。具有健脾益气、补心安神的作用，适宜于头晕、心悸、失眠等患者服用。

党参茶经验方2

党参10g，麦冬10g。具有益气、生津、止渴的功效。

党参茶经验方3

党参30g，炙何首乌30g，蜂蜜30ml。具有益气养血、养心安神的功效。

党参茶经验方4

党参15~30g，炒米30g。具有补血降压、和胃除烦的功效。

党参茶经验方5

党参、黄精各30g，炙甘草10g。具有补气升压的功效，能改善头晕、短气、自汗、疲倦等症状。

党参茶经验方6

党参15~30g，红枣5~10g。具有补脾生津、养血安神的功效。

党参茶经验方7

党参2g，枸杞子5g。具有养肝明目、补气养血、振奋精神的功效。

5. 党参脯

无糖型党参脯是将党参根茎切成长4~5cm、宽5mm、高5mm的长方形，预煮3~5分钟（温度为95℃）。以甘草、甜蜜素、柠檬酸、木糖醇配制成浸料，将党参块浸渍24小时，恒温（50~60℃）干燥6~8小时，并间歇微波烘干，不断浸入料液，再烘干，直至料液被吸干为止，密封包装杀菌，即得成品。制成的党参低糖果脯表面干爽，酸甜可口，柔软有弹性，不仅保持了党参的营养价值，而且便于携带，方便食用。

七、党参禁忌证

党参虽然药性平和，不良反应小，但也有补气生热助邪的弊病。《得配本草》载："气滞、怒火盛者禁用。"《药笼小品》载："中满有火者忌之。"《中华本草》载："实证、热证禁服；正虚邪实证，不宜单独应用。"党参非常适合身体虚弱并且脾胃比较敏感的人群，主要针对的是纯虚证人群，作为日常保健品或膳食长期服用，外感性疾病或中医辨证为实证、热证者要忌食。最大剂量不可超过30g。

1. 实证、热证或正虚邪实证不宜单独服用

党参味甘，性平，归脾、肺经，为补气药，长期或过量服用后会导致燥火旺盛，表现为便秘、口舌生疮等热症。故外感风热或温热、火热内炽、阴虚火旺、血虚血热等证者不宜单味药大量服用，配伍大枣可中和药性，避免出现上火的情况，更加有补益作用。中医有言：虚不受补。对于一些久病体弱、正气大亏、脾胃运化功能不足的患者，在应用补气药时，应当循序渐进，不可过急，剂量亦不可盲目加大，以防出现"气高不返"之弊。

2. 服用期间忌食萝卜，忌饮浓茶

党参补气，而白萝卜具有通气消食耗血的功能，一补

一弃，作用趋势相反，不仅消耗身体气血，而且会降低党参的补益功效，容易心慌、恶心。服用党参及其制剂时，还忌食绿豆和强碱性食物，如葡萄、茶叶、葡萄酒、海带芽、海带等。

3. 党参不宜与中药藜芦同用

党参具有补脾益肺、生津养血的功效，可以用于治疗脾胃虚弱、肺虚喘咳、津伤口渴以及血虚体弱等病证。而藜芦药性偏寒，具有涌吐风痰、杀虫疗癣的功效，常用于治疗中风癫痫等。两药药性相反，故不宜配伍同用，属于中药十八反禁忌。

4. 党参不宜同用的药物

党参不宜与维生素 C、烟酸、谷氨酸、胃酶合剂同用，是因党参可使这些药物分解，药效降低。

党参不宜与可待因、吗啡、哌替啶、苯巴比妥同用，是因党参易加重麻醉效应，抑制呼吸中枢。

党参不宜与强心苷类药物合用，是因党参可造成药效累加，增加毒性。

地塞米松有拮抗党参提高皮质酮水平的作用，故不宜同用。

党参具有轻度的降血压作用，有拮抗肾上腺素的功能，故不宜同用。

5. 党参不适宜人群

党参甘缓，功能健脾补气，擅治脾胃虚弱、肺气亏虚等虚证。故体质壮实、肝阳上亢、气滞血瘀等实证者忌用，食积气滞者亦忌用。

党参所含党参皂苷能兴奋神经中枢、升高血压，故高血压、心律失常、失眠及神经衰弱者慎用。孕妇不宜单味药大量长期服用。

八、党参不良反应及处理方法

党参是最常见的补气类药物，平时正常服用，没有明显的不良反应。如果过量或者长期服用党参，就会出现补气太过的情况，补气太过会助长人体邪体，出现燥邪等，对身体健康不利。

党参还会影响人体的心脏功能，正常服用量时，党参对心脏的影响并不明显。若服用量超过 60g，就会出现心脏不适或者心律不齐等不良反应。这些反应在停止服用党参以后可自动消失，不会有严重的后果产生。

党参制剂仅有参芪五味子片和参芪扶正注射液有不良反应报道。有报道指出，治疗由神经衰弱引起心悸气短、体虚乏力、头痛、头晕、失眠、健忘等症状的患者。给予参芪五味子片，每次 3 片，1 天 3 次。用药 3 天后，患者出现面色潮红、脸浮肿、胸闷、喘憋急躁、浑身不舒服，又来医院就诊。查体：测血压不高、心脏无杂音。患者无药物过敏史，也无家族过敏史，让其停药。停药 2 天后，随访症状消失。

出现次数较多的参芪扶正注射液的不良反应有呼吸困难、

胸闷、憋气、皮疹、瘙痒、心悸、寒战、恶心等。其所致过敏性休克经注射肾上腺素（去甲肾上腺素）和地塞米松注射液等抢救后，均转危为安；喉头发紧、呼吸困难、剧烈咳嗽的患者，经吸氧、地塞米松静脉注射、异丙嗪肌内注射、肾上腺素雾化吸入等对症治疗后恢复正常；心慌、胸闷、憋气等反应在吸氧、注射地塞米松注射液后迅速缓解；发生皮疹的患者，在使用氯苯那敏或苯海拉明后也恢复正常。总之，对症治疗后均恢复正常，无致残、死亡病例发生。

参考文献

［1］肖荣．晋唐间神农系《本草经》演进的路向及推力［J］．南京中医药大学学报（社会科学版），2013，14（3）：135-138．

［2］孙娟娟，张瑞贤．《吴普本草》人参的考证［J］．中国中药杂志，2010，35（12）：1630-1632．

［3］寇宗奭．本草衍义［M］．北京：中华书局，1985：51．

［4］高晓山．“人参”名称试诠释［J］．中医文献杂志，2000（1）：22-23．

［5］潘激扬．健脾益肺的“上党人参”［J］．中医健康养生，2017（6）：26-27．

［6］朱孝轩，朱琳．古代人参党参考辨［J］．中华实用中西医杂志，2004，17（8）：1207-1208．

［7］王士禛著，赵伯陶点校．古夫于亭杂录［M］．北京：中华书局，1988：82．

［8］吴仪洛．本草从新［M］．上海：上海科学技术出版社，1958：1-5．

［9］张锡纯．医学衷中参西录［M］．石家庄：河北人民出版社，1977：298-301．

［10］陈丽平，丁吉善，张瓅方，等．试析《伤寒论》所用“人参”多为“党参”［J］．南阳理工学院学报，2018，

10（6）：95–98.

[11] 袁冰，石东平．仲景医方与《小品方》方剂比较研究［J］．中华医史杂志，2001（1）：34–36.

[12] 陈延之撰，高文铸辑校注释．小品方［M］．北京：中国中医药出版社，1995：3.

[13] 国家药典委员会．中华人民共和国药典［S］．一部．北京：中国医药科技出版社，2015：248.

[14] 胡芳弟，李文，崔方，等．甘肃纹党和白条党道地药材标准［S］．兰州，2016.

[15] 吴晓俊，张小波，郭兰萍，等．党参药材分布区划研究［J］．中国中药杂志，2017，42（22）：4368–4372.

[16] 李宝凤．文县纹党的初加工技术规程［J］．农业科技与信息，2006，（1）：30.

[17] 高霞，张培，强思思，等．蜜炙纹党的炮制新工艺研究［J］．中国现代应用药学，2016，33（5）：562–568.

[18] 强思思，高霞，马玉玲，等．基于纹党参鲜药材的产地加工炮制一体化技术研究［J］．中国中医药信息杂志，2017，24（1）：71–76.

[19] Yang C，Gou Y，Chen J，et al. Structural characterization and antitumor activity of a pectic polysaccharide from Codonopsis pilosula［J］. Carbohydr. Polym. 2013，98（1）：886–895.

[20] Bai RB，Zhang YJ，Fan JM，et al. Immune–enhancement

effects of oligosaccharides from Codonopsis pilosula on cyclophosphamide induced immunosuppression in mice [J]. Food Funct. 2020，11（4）：3306–3315.

[21] 刘国，魏雪苹，李会娟，等. 党参食用情况调查报告 [J]. 中国现代中药，2018，20（7）：892–898.

[22] 赵江燕，王东，高建平. 道地药材“潞党参”与常用商品党参鉴别研究 [J]. 中华中医药学刊，2015，33（1）：76–79+7.

[23] He J Y，Zhu S，Goda Y，et al. Quality evaluation of medicinally–used Codonopsis species and Codonopsis Radix based on the contents of pyrrolidine alkaloids, phenylpropanoid and polyacetylenes [J]. Journal of Natural Medicines. 2013，68（2）：326–339.

[24] 高霞，强思思，郑晓萍，等. 纹党产地初加工工艺的优化 [J]. 中成药，2016，38（6）：1330–1337.

[25] 窦武宇，崔治家，侯嘉，等. 甘肃不同产地党参药材中多糖含量测定 [J]. 中兽医医药杂志，2016，35（3）：55–59.

[26] 南换杰，秦雪梅，武滨，等. 潞党参多糖的超声提取和含量测定 [J]. 山西医科大学学报，2008（7）：641–643.

[27] 李达，何先元，冯婧，等. 不同生长年限川党参多糖、总黄酮含量的分析比较 [J]. 光谱实验室，2012，29

(3): 1724–1728.

[28] 宋丹，王峥涛，李隆云，等. 党参炔苷对胃溃疡模型大鼠胃黏膜损伤保护作用的研究[J]. 中国中医急症，2008(7): 963–964+986.

[29] 刘书斌，张樱山，李硕，等. 甘肃不同产地党参中表征成分党参炔苷的含量分析[J]. 甘肃中医学院学报，2014，31(5): 15–19.

[30] 李成义，刘书斌，王明伟，等. 不同商品等级甘肃白条党参质量比较研究[J]. 中国中医药信息杂志，2016，23(5): 91–95.

[31] 颜继红. 党参常见病虫害的危害症状及防治方法[J]. 现代农业科技，2013(18): 136+140.

[32] 张潇潇，陈晓辉，董婷霞，等. 固相萃取毛细管气相色谱法测定党参、龙胆中15种有机氯农药的残留量[J]. 沈阳药科大学学报，2006(12): 776–781.

[33] 周卿，张艳，杨鑫. 分散液相微萃取–液质联用法快速测定党参中有机磷农药残留[J]. 湖北农业科学，2018，57(15): 81–83+87.

[34] 李成义，魏学明，王明伟，等. 不同熏硫方式对党参中二氧化硫残留量的影响[J]. 中国现代中药，2013，15(6): 487–489.

[35] 陈玉武，丁永辉，李成义，等. 党参壮根灵对党参质量影响的研究[J]. 药物分析杂志，2011，31(2):

254–257.

[36] 李成义，刘书斌，李硕，等．甘肃党参栽培现状调查分析[J]．中国现代中药，2016，18（1）：102–105.

[37] 武静莲，徐强，谢亲建，等．党参抗肿瘤药理作用研究[J]．西部中医药，2016，29（8）：18–21.

[38] 侯丽丽，韩立，巩忠福，等．党参多糖口服液对大鼠的长期毒性研究[J]．中国兽药杂志，2016，50（12）：40–44.

[39] 胡志航，赵建斌，柴建新，等．党参的毒理学试验研究[J]．中国卫生检验杂志，2018，28（19）：2325–2329.

[40] 晋小军．党参保质储藏包装材料和充气包装技术研究[J]．中药材，1999（12）：629–633.

[41] 张立军，王国祥，蔡子平，等．党参初加工及储存技术研究进展[J]．甘肃农业科技，2019（12）：67–71.

[42] 汪世平．浅谈党参的无氧环境贮藏技术[J]．农业科技与信息，2015（14）：77–78.

[43] 孟瑞丽，李安平，范圣此．党参贮藏技术研究进展[J]．亚太传统医药，2013，9（2）：64–66.

[44] 陈瑞珍．党参的辐照贮藏[J]．福建中医药，2006（6）：55.

[45] 刘良，王建华，侯宁，等．党参及其有效成分抗胃粘膜损伤作用与机制研究——Ⅵ、党参部位提取物Ⅶ – Ⅱ

对胃分泌、胃血流与胃肠运动的影响［J］. 中药药理与临床，1990（4）：20–23.

［46］郭军鹏，孟超，刘宏岩. 补气中药对小鼠胃肠动力和激素水平的影响［J］. 中国老年学杂志，2015，35（11）：2920–2921.

［47］白娟，邱桐，李萍，等. 党参治疗呼吸窘迫综合征实验研究——肺表面活性物质含量及板层小体的变化［J］. 甘肃中医学院学报，1997（03）：22–23.

［48］艾春汉，邹金虎，喻运珍，等. 6种中药对鲫非特异性免疫效果的影响［J］. 淡水渔业，2009，39（1）：76–79.

［49］张汝学，王凤连. 甘肃产党参多糖成分对小鼠体液免疫及白细胞介素2产生的影响［J］. 兰州医学院学报，1993（1）：14–17.

［50］高群，李思耐，林谦. 黄芪、党参对心力衰竭小鼠心肌细胞钙瞬变的影响［J］. 中医杂志，2017，58（16）：1408–1411.

［51］许玲，张申，高慧晨，等. 炙甘草、黄芪、党参对心气虚患者心脏功能及血管状况的影响［J］. 实用中医药杂志，1996（2）：28–29.

［52］孙常义，王伟平，裴海泓. 党参对运动后小鼠心肌作用的影响［J］. 吉林工业大学学报，1998（4）：82–85.

［53］张壮，闫彦芳，韦颖等. 党参总皂苷抗缺氧缺糖再给

氧诱导大鼠皮质神经细胞凋亡的作用［J］. 中国临床康复，2005（1）：131–133.

［54］李启艳，祝清芬，刘春霖，等. 党参多糖分离纯化及抗氧化活性研究［J］. 中草药，2017，48（5）：907–912.

［55］崔龙海，韩龙哲，韩春姬. 轮叶党参总皂苷对肝脏缺血–再灌注大鼠肝肾损伤的保护作用［J］. 中药材，2019，42（8）：1903–1906.

［56］王晶，王勇，李海龙，等. 党参水提物对D–半乳糖致衰老小鼠肝脾形态结构和Bax蛋白及VEGF表达的影响［J］. 西北师范大学学报（自然科学版），2016，52（4）：72–77+98.

［57］耿广琴，杨雅丽，王晶，等. 党参水提物对D–半乳糖致衰老模型小鼠肝肾SOD活性、MDA含量及超微结构的影响［J］. 中医研究，2014，27（7）：70–74.

［58］聂松柳，徐先祥，夏伦祝. 党参总皂苷对实验性高脂血症大鼠血脂和NO含量的影响［J］. 安徽中医学院学报，2002（4）：40–42.

［59］姚娴，王丽娟，刘干中. 党参对苯异丙基腺苷所致小鼠学习记忆障碍的影响［J］. 中药药理与临床，2001（01）：16–17.

［60］郭军鹏，葛斌. 党参不同提取物对小鼠记忆功能的改善作用［J］. 中国老年学杂志，2014，34（6）：1564–

1565.

[61] 侯丽丽，晏永新，蔡美萍，等. 党参多糖口服液抗应激及抗炎作用的研究[J]. 中国兽药杂志，2013，4(17)：37–39.

[62] 段琦梅，梁宗锁，杨东风，等. 黄芪、党参乙醇提取物抗菌活性研究[J]. 中成药，2012，34(11)：2220–2222.

[63] 吕建军，郝瑞春，门九章，等. 基于数据挖掘分析含党参成方制剂的组方规律[J]. 山西中医学院学报，2018，19(05)：1–4.

[64] 邓华，雷招宝. 参芪扶正注射液致不良反应36例分析[J]. 中成药，2016，38(11)：2525–2528.